厌学学生焦点解决短期治疗
——预防辍学及助力学生成功之道

［美］辛西娅·富兰克林　　Cynthia Franklin
［美］卡尔文·L.斯特里特　Calvin L. Streeter　著
［美］琳达·韦布　　　　　Linda Webb
［美］萨曼莎·古兹　　　　Samantha Guz

骆　宏　谢　琳　吴流铭　译

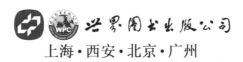

上海·西安·北京·广州

Solution Focused Brief Therapy in Alternative Schools: Ensuring Student Success and Preventing Dropout, 1st Edition
By Cynthia Franklin, Calvin L. Streeter, Linda Webb, Samantha Guz / ISBN: 978 – 1 – 138 – 73593 – 4
Copyright © 2018 by Taylor & Francis
Authorized translation from English language edition published by Routledge, a member of the Taylor & Francis Group, LLC; All Rights Reserved.
本书原版由 Taylor & Francis 出版集团旗下 Routledge 出版公司出版,并经其授权翻译出版。版权所有,侵权必究。

World Publishing Shanghai Corporation is authorized to publish and distribute exclusively the Chinese (Simplified Characters) language edition. This edition is authorized for sale throughout Mainland of China. No part of the publication may be reproduced or distributed by any means, or stored in a database or retrieval system, without the prior written permission of the publisher.
本书中文简体翻译版授权由世界图书出版上海有限公司独家出版并仅限在中国大陆地区销售,未经出版者书面许可,不得以任何方式复制或发行本书的任何部分。

Copies of this book sold without a Taylor & Francis sticker on the cover are unauthorized and illegal.
本书贴有 Taylor & Francis 公司防伪标签,无标签者不得销售。

作者简介

辛西娅·富兰克林(Cynthia Franklin)博士,临床社会工作者,担任博士研究生教育副院长,得克萨斯大学奥斯汀分校史蒂夫·希克斯社会工作学院斯蒂恩伯格/斯宾塞家庭心理健康教授,是焦点解决短期治疗方面的国际专家。

卡尔文·L.斯特里特(Calvin L.Streeter)博士,是梅多斯基金会百年纪念教授,研究得克萨斯大学奥斯汀分校史蒂夫·希克斯社会工作学院下的农村环境生活质量项目,同时是社区实践方面的专家。

琳达·韦布(Linda Webb)博士,担任加尔扎独立中学校长,因她在焦点解决班级实践中的杰出贡献以及在改造城市学校方面的领导能力而闻名于世。

萨曼莎·古兹(Samantha Guz),社会工作硕士,临床社会工作者,毕业于得克萨斯大学奥斯汀分校史蒂夫·希克斯社会工作学院,是一名社会工作从业人员,专长于学校中问题青少年的社会工作。

译者序

心理咨询实践中面对在校学生是一件很有挑战的事情,特别是帮助那些表现为厌学的孩子,他们的问题往往千头万绪,即便有时我们看得十分清楚,却依然有种无从入手的感觉。更有甚者,有时我们面对的个案,任凭我们百般努力,自始至终一言不发,即便偶尔回答一句,也是一连串"不知道",这更让我们特别抓狂。所幸的是,焦点解决短期治疗(SFBT)在面对这类状况时有其独特的优势。它从非病理化的角度来看待学生遭遇的问题,立足于激发学生自身的成长潜能,这让我们在应对种种挑战时少了一份受挫和无力,多了一份定力和信念。也正是因为此,当我看到富兰克林博士领衔著作的这本书时,特别愿意把它翻译呈现给大家。这里特别要提一下的是,富兰克林博士在焦点解决短期治疗循证实践研究领域颇负盛名,她的研究成果很多,且十分严谨,这也让本书的不少观点增加了可读性和信服力。

本书是以呈现SFBT在加尔扎独立中学如何被运用作为背景的,每个作者都有非常丰富的学生心理干预实践经验,这也是特别有价值的部分。因为在当前厌学学生的干预中,我们越来越意识到,有效的干预需要一个整合的干预系统,这个系统中除了学生本人外,还涉及他的家人、老师、伙伴甚至更多的人,只有这样,我们的干预才可能发挥效用。为此，提供不同视角的关于 SFBT 的运用很有实践意义。虽然目前国内还没有类似的非传统学校，但它的实践经验却可以让我们举一反三去学习和借鉴。相信读者一定可以从本书提供的不同视角中得到很多启发。

SFBT 一直被认为是一门"知易行难"的学问。由于学生的问题千变万化，为此，学用 SFBT 的时候，经常有人问，SFBT 能解决这个问题吗？能应对那类状况吗？有证据表明，治疗师自身是一个比干预方法更重要的起效要素。如果我们认同"治疗师效应"，那么对于类似问题的回应，可能要思考的是，我们自身真的很好地理解了这个疗法的理念吗？真的很好地因地制宜地运用了这个疗法吗？而不仅仅是 SFBT 可以解决什么问题。我想，带着实践的思考去阅读本书可能是我们提升自身功力的一个机缘。

这里要特别感谢与我一同完成翻译的谢琳、吴流铭两位老师。她们既是我的学生，也是我的同事，目前都在临床实践中接触了不少厌学学生，这使得本书的翻译过程成为我们一起学习和反思自身实践的一段美好经历。不断地与书中作者的观点对话，就如同完成了一次次地督导，收获颇丰。最后还要感谢世界图书出版公司的芮晴舟女士，她特别支持我们去翻译这本书，并且给了很多自己的建议和意见，十分宝贵！

我们期待这本书的出版能对目前关注儿童及青少年健康成长的所有人有所助益和启发。

骆 宏

杭州师范大学儿童青少年心理健康研究所

2020 年 9 月于杭州

前　言

想象一下，我们每天在一所非传统中学工作，这所学校有几十个问题少年，老师和家长需要随时随地面对这些学生在情感危机、自杀想法、社会压力和紧张的人际关系等挑战中的挣扎。非传统中学作为厌学预防项目，招收的往往是有着灰暗童年经历的问题少年：创伤经历、不良行为问题、社会经济问题、家庭和文化压力、生活不稳定。这些学生通常被教育工作者贴上"问题学生"的标签，有人可能觉得这类学生可怜、失败和不可救药，认为他们在生活中成功的机会极其渺茫，但在这本书中，我们提出了截然相反的观点：我们关注学生的优势和未来，展示"问题学生"如何在非传统教育项目和生活中取得学业成就。本书的主要目的是向教育工作者展示如何在问题学生中开展焦点解决短期治疗，以及如何根据焦点解决的方法论改变原则和实践策略来发展非传统中学项目。这本书代表了我们个人的愿望，希望缩小"问题学生"与其他学生的差距，希望看到每一个学生都有属于自己的成功。我们希望与读者分享我们多年来在非传统中学里教育问题学生时应用焦点解决模式学到的宝贵经验。

无论从个人还是专业的角度，我们都有资格谈论如何帮助"问题学生"在学业上获得成功。事实上，对于这个话题，我们再熟悉不过。辛西娅·富兰克林博士在中学厌学时，曾有一位老师告诉她，她写的文章非常棒。正是这句话对她的学习自信产生了深远的影响,使她顺利从中学毕业并进入大学学习。卡尔文·斯特里特博士在最初的学习生涯表现平平无奇。他是一名普通的中学生,在踏入大学校园之前,开了10年的汽车修理店。萨曼莎女士的学生时代在一所非传统中学里度过,正是在那所学校的经历让她成长为一名社会工作者,因为她开始理解了在其他学校常常被忽视的社会不公及心理健康问题。

琳达博士经常与其他老师分享自己的童年经历,因为那段岁月深刻地塑造了她的人生观,也为她在辅导"问题学生"时做好了充分的准备:"后来,我就离开了安全的家,开始在学校的生活。我母亲向我保证,我会玩得很开心,老师也会喜欢有我这样一个可爱的小天使在她的课堂里。第二天,我来到汉考克女士的教室前,看到门上写着我的名字。不久之后,汉考克女士给我们一张星图。她说,学生们的任务是要填满星图,而要获得星星,需要证明我们在众多学生中具备从1数到100、认识颜色、打蝴蝶结等能力。我很兴奋,因为我已经能够完成大部分活动。每天我们都有机会向同学们展示我们所掌握的知识或技能,并在大家面前获得一颗星星。一天下午,汉考克女士拿出一只红色的木鞋,问道:'今天谁愿意系鞋带?可以获得一颗星星哦!'我迅速地举起手,当她选中我的时候,我欢欣雀跃。我自信满满地走到教室的前面,拿起一根鞋带,把它捏在一起做成一个圈,然后拿着另一条鞋带绕过这个圈。我弯下腰,用牙齿咬住鞋带,想把它从那个圈里拉出来。'天哪!脏姑娘,要是你妈妈看到你把鞋带放进嘴里会怎么想?'汉考克女士大惊失色道。我没有回答。我感到既震惊又羞愧,静静地退到地毯最远的角落,跌坐在地板上。正当我无地自容的时候,汉考克女士还在絮絮叨叨地说着我那双碰过鞋带的脏手,告诫我们永远不要把东西放进嘴里,但我一个字也听不进。'脏姑娘'这几个字一直在我脑海里打转。我看着我的星图,但再也看不见那些星星。一个空白的方框,左边四个位置,'脏姑娘'的声音占据了我所有的注意力。在学校的最后一周,我知道我在幼儿园的学习彻底失败了，每个人都觉得我不讲卫生。"

"在家里，我抓住唯一可以吐露心声的朋友——我的泰迪，伤心地哭了一场。我哥哥走进我的房间，问出了什么事。我抽泣着解释说我不会系鞋带。'你的鞋带系好了，小傻瓜。'他说。我哽咽着，勉强说出'学校'和'没有星星'。哥哥温和地问：'你在学校系鞋带的方式和妈妈系鞋带的方式一样吗？''当然！不然我怎么系呢？'哥哥平静地向我解释说，有些事情我们只能在家里做。这并不是坏事，但其他人可能会误解。那天下午，我哥哥教我用手系鞋带。我的母亲生来就没有手，我学会系鞋带，靠的是模仿她每次亲切地帮我和姐姐系鞋带的样子。第二天我去学校，用'汉考克女士的方式'系好了我的鞋带，并得到了一颗星星。那颗星星一直照耀着我的一生，指引着我的教学观。作为老师，因为我们对孩子无知的判断，可能无意识但永远地折断了天使们无辜的翅膀。我从幼儿园毕业后就意识到，我不应该仅仅根据自己的观点来评判别人，要想发掘出他人行为背后的真实含义，我必须让他把自己基于某种情境下的想法表达出来。这样做，有时可以让我在黑暗和暴风雨的天空中看到彩虹。一辈子以为只有一种系鞋带的方法是多么悲哀啊！"（Webb，2016）。

本书的受众和内容

所有对学习如何在儿童和青少年中实践焦点解决方法感兴趣的专业人士们都将发现本书的内容实用而有趣。本书读者主要是在非传统中学工作的专业人士（如校长、教师、辅导员、社工）和其他想要在非传统学校进行教育实践的人（如家长、分管教育的相关人员、校董会成员）。我们写这本书是为了帮助读者学习如何在非传统学校运用焦点解决方法帮助问题青少年。本书的每一章都穿插着实践者的案例和经验，展示了焦点解决的理念和方法如何被非传统中学里的每一个人使用，从而帮助各类问题学生在学业上获得成功并顺利毕业。本书特别提供了来自得克萨斯州奥斯汀的加尔扎中学的学校管理人员、教师、辅导员和社会工作者提供的真实案例，这些案例展示了我们是如何在工作中实践焦点解决短期治疗（SFBT）的。加尔扎中学是一所公立学校，自1998年开始运营，以参与焦点解决模式中学项目以及问题青少年的高毕业率和升学率而闻名。本书中焦点解决实用技巧和案例均来自非传统中学的日常实践和研究访谈。

　　本书共有七章。第一章阐述了焦点解决的起源及有效性，也介绍了焦点解决的发展历程，并简要介绍了提问技术（如例外问句、评量问句、奇迹问句），还进一步展示了如何将本章中定义的焦点解决模式的演化过程转化为一个非传统学校项目，方法是遵循焦点解决的八个原则。第二章汇集了美国和其他国家大量实践者提出的常见问题，主要是关于加尔扎中学如何创建和运营的具体问题。更确切地说，本章介绍了如何建立焦点解决的思维方式，并涵盖了如何创建焦点解决模式中学项目的各个方面，包括发展焦点解决校园共同体重要性以及如何发展的方法。第三章主要讨论了良好关系的重要性，并具体阐述如何利用焦点解决理念与问题学生建立人际关系。这也表明了师生关系对处于困境状态中的学生是多么重要。第四章介绍了如何与问题学生一起建构目标和积极的期待，以及如何发展希望感和其他积极情绪。本章还展示了非传统中学学生获得成功的案例，以及积极的学校经历对减轻父母和家庭压力发挥的作用。第五章讨论了如何通过跨专业和跨学科的方法在非传统中学里创建一支焦点解决学生服务队伍的方法。第六章主要讨论课程和教学，展示了非传统中学项目中问题学生的教育与毕业两方面需要考虑的主要因素。本章还展示了如何在课程和教学中使用目标、建构解决式的对话以及在课程和教学中的其他焦点解决实践。本章还提供了大量的例子，说明教师如何在课堂中对问题学生使用焦点解决的问句和技术。最后，第七章讨论了如何在非传统中学项目中保持焦点解决取向的轨道，并为焦点解决应用的演化提供了实用性的建议。

致　谢

首先,我们要感谢加尔扎中学所有的老师、工作人员和学生,他们为本书的编写提供了宝贵的经验。我们特别要感谢科伊拉·莫罗(Coila Morrow)女士,她坚持与我们一起安排进度、面试和收集教师信息,对我们搜集案例研究给予了极大的帮助。我们感谢所有老师、辅导员和社会工作者,他们无私分享在焦点解决实践中积累的经验,并耐心接受我们一次又一次的访谈。我们还要感谢所有研究生助理,他们帮助我们收集数据、研究案例和故事,使本书内容变得更为丰富。我们要特别感谢达尼拉·艾伦(Daniella Allen),她帮助收集资料,并且完成了其中一章的初稿。我们也感谢勒诺·麦卡(Lenore Myka)在编辑手稿上的付出。此外,我们还要感谢劳特里奇出版社的编辑和工作人员,他们与我们合作完成了手稿,使出版工作成为可能。最后,我们要感谢我们的家人和工作人员,感谢他们在本书撰写过程中一直陪伴在我们身旁。这本书的完成,背后是一整个团队的不懈努力。

辛西娅·富兰克林　　卡尔文·L.斯特里特
琳达·韦布　　　　　萨曼莎·古兹

本书献给社会工作硕士因索·金·贝格(Insoo Kim Berg),她是焦点解决短期治疗(SFBT)的创始人之一。她在早期的工作中帮助我们培训加尔扎中学的教师和工作人员。她的愿景和灵感帮助我们创建了焦点解决高中。

因索曾充满深情地说:"我领养了一所中学,并成为她的家长。"

她的奉献、服务和帮助学生的热情在许多人的生活中得以延续。

目 录

第一章 创建焦点解决模式中学项目 ……………… 1
 引言 ………………………………………………… 1
 焦点解决模式在学校的实践 ……………………… 3
 焦点解决模式的发展历程与代表性技巧 ………… 5
 非传统学校教师必备的焦点解决实用技巧 ……… 8
 非传统学校教育中的焦点解决模式 …………… 20
 焦点解决行动原则的一个案例 ………………… 26
 总结 ……………………………………………… 27

第二章 创建焦点解决模式中学的相关策略 …… 33
 开篇故事 ………………………………………… 33
 引言 ……………………………………………… 35
 创办焦点解决模式学校所需要的思维模式 …… 36
 创办焦点解决模式中学项目 …………………… 42
 创办焦点解决模式中学之寻求支持 …………… 42
 焦点解决模式中学之运营成本 ………………… 46
 焦点解决模式中学之领导力 …………………… 47
 焦点解决模式中学之招聘策略 ………………… 49

焦点解决模式中学之教职工培训 ············· 51
        哪些学生适合加入焦点解决模式中学? ··········· 53
        新生入学指导 ························ 57
        专业发展下的学校实践:案例展示 ············· 58
        总结 ····························· 60

第三章 如何构建焦点解决取向的合作关系 ············· 62
        开篇故事 ··························· 62
        引言 ····························· 63
        建立关系 ··························· 64
        焦点解决实用技巧:巩固与学生的关系 ··········· 66
        改变的曲折过程 ······················· 73
        一个建立关系的案例 ····················· 74
        总结 ····························· 77

第四章 构建成功目标和正向期待,培养积极情绪 ········· 79
        开篇故事 ··························· 79
        引言 ····························· 80
        建立目标 ··························· 81
        对于成功的正向期待和积极情绪 ·············· 90
        焦点解决对话案例 ····················· 98
        总结 ····························· 100

第五章 如何创建焦点解决学生服务中心 ············· 103
        开篇故事 ··························· 103
        引言 ····························· 104
        焦点解决取向的校园内协同工作 ·············· 105
        协作性学生支持会议的实施 ················ 107

关注现状,确定当下可行的解决方案 …………… 109
学生支持会议(SST) ………………………… 112
运用焦点解决学生支持会议服务于学生 ………… 116
将父母纳入学生支持会议 …………………… 119
一个学生服务中心的工作案例 ………………… 123
总结 …………………………………… 125

第六章 课程与教学 …………………………… 127
开篇故事 ………………………………… 127
引言 …………………………………… 128
焦点解决模式中学的课程与教学 ……………… 129
高级电子作品集和"星光大道"毕业典礼 ………… 139
教师的焦点解决模式应用指南 ………………… 143
课程设置效果案例 …………………………… 151
总结 …………………………………… 153

第七章 可持续发展与成功 …………………… 155
开篇故事 ………………………………… 155
引言 …………………………………… 157
可持续发展的组织文化 ……………………… 158
如何确保专业发展 …………………………… 162
如何解决问题并持续成长 …………………… 164
研究与评估的重要性 ………………………… 167
学校数据收集 ……………………………… 171
焦点解决校园社区持续发展的策略 ……………… 172
总结 …………………………………… 174

第一章

创建焦点解决模式中学项目

想象一下,有这样一所中学,可以让学生掌控自己的"命运"。

想象一下,有这样一所中学,认为环境和经历并不一定决定学生的未来。

想象一下,有这样一所中学,告诉学生家庭问题或邻里关系并不一定会影响他们在学校的成绩,或者影响他们未来的工作成就。

想象一下,有这样一所中学,相信在学生遭受的挫折和困境中,蕴藏着帮助他们成长的资源。

想象一下,有这样一所中学,不断激发学生对未来的期待,并带领学生一起小步前进,由小行动带来人生的大变化。

想象一下,有这样一所中学,校长、班主任、任课老师以及其他教职工都相信,每个学生都有能力获得自己的成功。

想象一下,有这样一所中学,原来很有可能辍学甚至陷入危机的学生,最终成功进入大学,之后顺利找到工作。

想象一下,有这样一所焦点解决模式中学,不断帮助学生梦想成真!

引言

非传统教育项目包括公立非传统教育、特许学校和其他 K12 教学范围之外的非传统教育项目。考虑到目前教育政策对学校选择方案的关注,非传统项目比以往任何时候都更加重要。派罗斯基等人(2014年)报告说,美国48个州和哥伦比亚特区的特殊教育计划,大多数为初中和高中学生提供服务。研究表明,非传统学校的学生大部分有过童年创伤的经历,并且有一定的情绪和行为问题。与传统公立学校的学生相比,许多非传统学校学生也因他们的特殊性而遭到歧视和边缘化(Escobar-Chaves, Tortolero, Markham, Kelder, & Kapadia, 2002; Grunbaum et al., 2000)。非传统学校最常见的问题是学业成绩不佳和逃学(Foley & Pang, 2006)。社会经济压力、家庭问题以及药物滥用(Foley & Pang, 2006),青少年怀孕、养育子女和不稳定的生活等问题在其他中学学生中也很常见(Bornsheuer, Polonyi, Andrews, Fore, & Onwuegbuzie, 2011; Breslau, Miller, Chung, & Schweitzer, 2011; Lehr, Tan, & Ysseldyke, 2009)。

　　本书旨在向学校管理人员、教师、辅导员、社会工作者及其他教职工呈现如何以焦点解决模式建构厌学学生的解决之道,来帮助这些有辍学风险的学生最终克服各种困难,顺利进入大学学习。本书汇聚了研究和实践两方面的经验,向大家清晰呈现如何在非传统教育中实施焦点解决模式。越来越多的研究数据证明,焦点解决模式可以帮助学校、医院、少年法庭和儿童福利机构中的儿童、少年和青年,是一种有效的干预措施(Bond, Woods, Humphrey, Symes, & Green, 2013; Franklin, Kim, & Tripodi, 2009; Franklin, Trepper, Gingerich, & McCollum, 2012; Jordan et al., 2013)。本书的实践经验来自美国得克萨斯州奥斯汀的加尔扎独立中学,加尔扎中学自2001年以来一直运用焦点解决模式,被大家称为"焦点中学",因为那里的所有教职工都应用焦点解决的理念和方式来帮助遇到辍学风险的学生顺利毕业。

　　本章描述了焦点解决模式的起源以及它如何在学校中使用,阐述了焦点解决的演化过程和实践技巧,并进一步说明了如何通过严格遵循焦点解决的通用原则,将焦点解决技巧与中学项目结合。学校教职工通过实践相关原则,可以有效帮助"问题学生"顺利毕业,并由此成功创建相应的团队和学校文化。

焦点解决模式在学校的实践

20世纪80年代早期,在威斯康星州密尔沃基的短程家庭治疗中心,两名社会工作者史蒂夫·德·沙泽尔和因索·金·贝格领导的一支跨学科心理健康专家团队开创了焦点解决短期治疗(de Shazer, 1985; de Shazer et al., 1986)。跨学科团队的合作是焦点解决发展和实践的核心方式。在单面镜的帮助下,不同的治疗师和研究人员与前来诊所进行现场咨询的儿童、青少年和家庭进行交流。许多家庭带着个人创伤和问题来接受治疗,如无家可归、虐待儿童、精神疾病、药物滥用以及与社会服务机构和法院的频繁接触等。密尔沃基心理治疗小组发现,相比只和来访的家庭成员讨论他们过去的问题和问题解决策略,讨论他们的优势和资源、过去的成功以及目标和未来会产生更好的效果。这种立足优势、导向未来以帮助人们解决自己问题的治疗方式是焦点解决演化的核心。随着时间的推移,治疗师和研究人员不断研究改进焦点解决治疗技术。研究证明,在儿童和青少年工作中,焦点解决模式是一种非常有效的方法(Franklin et al., 2012)。

20世纪90年代初,辅导员和社会工作者开始在学校推广焦点解决模式,随之涌现了许多概念以及相关实践的出版物(例如 Berg & Shilts, 2005; Kelly, Kim, & Franklin, 2008; Kral, 1995; LaFountain & Garner, 1996; Metcalf, 2008; Murphy, 1996; Murphy & Duncan, 2007; Sklare, 1997; Webb, 1999 等出版物)。研究表明,焦点解决短期治疗是改善焦虑、抑郁和药物依赖等情绪和行为问题的有效方法,因此它有助于预防厌学(例如 Bond et al., 2013; Franklin, Biever, Moore, Clemons, & Scamardo, 2001; Frank-lin, Moore, & Hopson,

2008；Franklin, Streeter, Kim, & Tripodi, 2007；Kim & Franklin, 2009；Newsome, 2004 等出版物）。焦点解决模式已被有效应用在服务设施匮乏、经济贫困和少数族裔学校（Kelly & Bluestone Miller, 2009；Newsome, 2004）。研究表明，焦点解决的理念和方法适合各种人群（Fong & Urban, 2013；Hsu & Wang, 2011；Kim, 2013）。

经过30多年的研究，在学校社会工作和咨询中，焦点解决模式已成为一种公认有效的干预方法，并被跨学科应用（如心理咨询、学校社会工作和心理学等），应用范围覆盖美国、加拿大、欧洲、澳大利亚、南非、韩国、中国等国家和地区（如 Daki & Savage, 2010；Fitch, Marshall, & McCarthy, 2012；Kelly et al., 2008 等出版物）。焦点解决模式被证实是有效的学校干预手段，既可以用于教师在课堂上的一级干预，也可以用于辅导员、社会工作者和其他心理健康专业人士进行的二级和三级干预（Franklin & Guz, 2017；Metcalf, 2010）。焦点解决取向的干预已在不同年级和不同群体（如教师、家长和学生）中得到应用。研究还显示，它可以用于不同形式，包括个人、团体、课堂、家庭，甚至组织层面的干预。

教师学习焦点解决模式的意义

师生关系对所有学校的心理健康干预都很重要，而且最终成就了学校（Paulus et al., 2016）。研究表明，教师通常能够处理大部分课堂问题行为（Barnes et al., 2014），这对于非传统教育帮助"问题学生"取得成功具有重要的作用。焦点解决模式的优势在于，除了受过咨询训练的专业人士，在非传统学校中的所有教学人员都可以学习并掌握这种方法。即使老师无法成为治疗师，他们也可以学习如何与"问题学生"进行焦点解决取向的对话，并遵循焦点解决的基本理念和技巧开展实践。研究表明，教师能够在课堂上实施有效的一级心理健康干预，但许多干预措施都具有高度结构化的特点，并且以社交技能等课程的形式呈现（Franklin et al., 2017）。虽然结构化课程可能很有用,但焦点解决模式提供了一种更灵活的方法,帮助教师学习使用焦点解决的基本理念和具体技巧与学生进行对话,包括如何倾听和提出恰当的问题等。焦点解决取向的对话不受课堂形式限制,可以在问题出现时随时进行。即使是在突发危机中,教师也知道如何使用焦点解决的理念和方法来应对。焦点解决取向干预措施的结构非常完善,可以与其他咨询及日常教学活动相结合,找到学生的优势,并帮助他们设定日常目标和毕业后的目标。

焦点解决模式的发展历程与代表性技巧

焦点解决短期治疗在社会科学和心理学领域有着坚实的科学研究基础,还结合了沟通学、认知科学、社会学和心理学中行之有效的方法。由于本书主要关注实践,所以我们不会详细讨论焦点解决的理论基础,感兴趣的读者可以阅读焦点解决实践的理论源起和基础研究的相关书籍或文献(例如 Bavelas, 2012; Dejong, Bavelas & Korman, 2013; Franklin, Guz & Bolton, in press; Kim et al., 2015, Lipchik, 2002 等文献)。然而,了解焦点解决的一些基本假设,对于帮助我们理解焦点解决模式如何帮助"问题学生"取得成功有着至关重要的作用。

焦点解决的理论假设

焦点解决模式将个体的改变看作是关系性和情境性的,它关注的是学生以及其周围的所有系统(如家庭、社区、学校、工作)。焦点解决取向认为问题是相互作用的,这意味着问题是被定义出来的,解决方案就产生在人与人之间的社会关系中。在人们的交流和合作下,当解决方案被证明行之有效时,学校的问题就得到了解决。这些假设基于短程系统式家庭治疗、社会建构论和沟通学,以及依赖于生态系统理论的其他咨询方法。世上没有一种万能的解决方案。事实上，同一个解决方案可能会对不同的问题起效或产生不同的结果，同样地，不同的解决方案也可能导致相同的预期结果。因此，学校教职工与学生及其相关系统合作，运用个性化资源定制个人课程，以研制个性化的目标和学习方案。

焦点解决认为，关注人的优势和资源，消除负面标签非常重要。这意味着不要对学生的行为随意进行病理化定义，避免以绝对化的方式谈话，例如不提供任何选择或解决方法，这种方式也被称为"绝对化谈话"，或者说它无视学生进步的选择和可能性。以焦点解决的视角来看，避免将学生的行为病理化就意味着避免贴标签，避免对学生随意总结评价，例如他是个"轻躁狂""他总是惹是生非"等。相反地，我们要帮助学生去掉标签，与学生展开能够带来改变的对话，尽管他们可能有一定的局限，还是可以找到方法改善其行为和生活状态。通过杜绝在学生面前使用负面标签或负面评价，教师和其他工作人员会让学生知道，他们自身以及他们的课堂表现都是被尊重的。绝对化谈话会使用"从来不""总是"或"永远不会"这样的绝对化词语。在绝对化谈话中，老师可能会说"她从不在座位上"或者"他总是丢三落四"。绝对化谈话关注的是问题而不是解决方案，这种谈话方式并不能充分而准确地描述学生的行为表现。例如，"她在艺术课上坐了十分钟"的描述远比"她从不坐在座位上"准确得多。对于那些"总是丢三落四"的学生来说，重要的是要注意这样一个事实：尽管他下午上课时交作业有困难，但早上第一节课的作业他容易记得。对优势的关注和对负面标签的消除也是社会建构主义和其他以关注优势为导向的心理咨询所使用的方法。

焦点解决使用了沟通学的语言协作理论，研究表明，对话是人与人之间协商和共同构建的，从而产生了一个"共同建构意义"的治疗过程。焦点解决通过对话有意识地将人们的言行转化为积极的解决方案。这个过程帮助人们发现自己和他人的不同之处，并对他们所能做的事情构建出一个不同的故事，进一步帮助他们做更多有效的或者完全不同的事情。后现代主义语言哲学,如维特根斯坦(Ludwig Wittgenstein)的语言游戏,讨论了语言和意义如何在对话过程中产生知觉转移。维特根斯坦认为,词语的意义是根据对话中的社会情境来确定的。脱离社会情境,词语将无法被理解。在这个视角下,对话成为一种复杂的交互模式,但为了让学生更容易理解,也为了实现焦点解决模式学校的目标,教师们必须留意他们所说的话,密切关注和学生对话时的用词。我们要知道,没有完全中性的语言,教师们提出问题的方式可能最终决定了问题是如何被建构和解决的(Franklin et al., 2017)。

共同建构的过程是在对话中持续发生的,它是相互影响的过程,它影响人们如何理解自己和他人,以及他们的处境。词汇本身的含义是在对话过程中定义的,这作为对话的基础可能会改变双方对讨论内容的看法。也许有人会将这个过程与极端社会互动联系起来(例如,乌合之众);然而,在任何对话过程中,人们都可以激发和唤起彼此的意义和行为。这意味着在交流过程中,人们在潜移默化地教导和影响着彼此的感知。共同建构对于焦点解决帮助人们改变有着至关重要的作用,这种咨询方法通过指向性的语言帮助"问题学生"找到改善他们生活的解决方案。焦点解决采用共同构建过程及将语言作为一种转化工具,意味着对话是一个不断发生变化的过程,辅导员、社会工作者、教师和其他人员都可以发起有目的的对话,建构希望和能力,从而帮助谈话的对象找到解决方案(de Shazer, 1994)。焦点解决治疗师使用一种特定的咨询技术,它建立在语言能正常起效的基础上,通过倾听、词汇选择和建构来帮助人们改变他们的观点,并引导他们找到解决方案。使用这些技巧,治疗师会仔细倾听当事人的表达,并通过他们的表达来引导他们走向理想的未来。使用这种方法,治疗师可以有意识地通过学生自己的语言,与他们定义和讨论理想的未来会如何呈现以及将如何实现(de Jong & Berg, 2013)。在倾听、选择和建构过程中,问题青少年自身的理解和用词是共同建构的起点,这是共同建构的重要一步。稍后将说明这种倾听和有目的地选择词语对建构解决方案起到的作用。

非传统学校教师必备的焦点解决实用技巧

当非传统教育项目的教职工使用焦点解决时,我们通常称其为建构解决的对话,以此弱化治疗,以免轻易联想到咨询领域、社会工作和其他治疗师。如前所述,焦点解决的变化过程发生在人与人的正常对话中,通过深入了解治疗师如何在咨询中有目的地编织对话来建构解决方案,有助于教职工在学校与学生建构解决方案,也有助于开展焦点解决实践。为了能够在非传统教育中进行建构解决的对话,不仅仅是受过社会工作和咨询培训的人员,所有学校工作人员,都需要遵循焦点解决模式的框架来展开建构解决的对话。学校教师并不需要具备治疗师那样的前沿临床专业知识,其实任何人都可以学习到展开建构解决对话所需的基本要素,并结合自身优势运用这些技巧。教师和校长可以在心理健康专家的帮助下学习这些技巧。下面我们将讨论焦点解决短期治疗框架中的一些重要元素。

合作关系

所有的学校教职工都需要使用焦点解决理念与"问题学生"建立合作和赋能的关系。关系对所有的治疗效果都很重要。亚当·弗瑞尔(Adam Froerer)和艾略特·柯纳(Elliott Connie, 2016)讨论了焦点解决中由患者主导的治疗联盟。这意味着社会工作者、辅导员和教师需要配合学生的节奏,并使用积极、有意识、选择性倾听的方式与学生合作,以寻求解决方案。这个过程类似于慢舞,先跟随舞伴,再进行引领,这个过程有时也被称为"身后一步引导"的方式。在使用焦点解决模式时,学校教职工注重理解和尊重学生的感受和想法,并关注学生希望达到什么不同目标。工作人员还应积极主动地倾听学生拥有的或想要学习的优势、资源和能力,也就是说,学生能够基于过去的成功经验和未来想要的目标来学习想要的新技能。我们还要记住,沟通既包括语言沟通,也包括非语言沟通:沉默和肢体语言同样能说明很多。

我们要记住倾听、选择和建构的技巧。学校教职工可以运用这些技巧,通过形塑、发问来引导学生发现问题的例外,看见自己的能力,制订想要的目标,这些技巧有利于巩固师生的合作关系,有助于建构解决方案。例如,学生说自己的数学考试不及格,这时老师需要有意识地根据学生的优势,告诉他:

"我听你说,即使你数学不及格,你还在继续上课。"然后老师在此基础上继续说:"我注意到即使这么沮丧,你依然在努力,在不可能通过考试的情况下坚持上课,你是怎么拥有这种坚持的好品质呢?"

这个问题开始将对话转向学生的能力,这种能力可能会把他们引向一个解决方案。示例1-1展示了另一个建构解决方案对话的例子,该对话摘自社会工作者杰克·诺维茨基(Jack Nowicki)在处理问题青少年与母亲关系时的案例。学生的家庭情况在"问题学生"中很具代表性。诺维茨基曾参加过加尔扎中学的培训课程。在这个案例中,一名15岁的女孩被其母亲从少年拘留中心接回后,带进了青少年家庭资源中心。这个年轻人和她母亲发生了肢体冲突,警察将她关进了少年拘留所,而母亲因虐待儿童被报告给儿童保护服务中心(CPS)。第二天拘留所把女儿交还给母亲,并指点她去这家危机咨询中心接受咨询。在危机咨询中,社工对问题进行了选择性积极倾听,并将其作为建构解决方案的基础。请注意社工是如何通过对语言和问题的选择,使对话转向目标、改变和解决方案。通过这个过程,你还会看到意义是如何被共同建构的,从而使对话转向积极的情绪、新的视角,以及解决方案。

示例1-1　建构解决对话：女儿、母亲与祖母

母亲："先是那个小东西放学后对我态度不好,我叫她回自己房间,她对我大发脾气,然后就跑出去了。我跑过去抓住她的胳膊,她对我大喊大叫,骂的话我在这里都说不出口,还要打我,所以我狠狠揍了她一顿。"

社工："所以,你们当时在争执。"转向她女儿问道:"那么,你印象中也是这样的吗?"

女儿：（犹豫地看向地板）"嗯,差不多。"

社工："看来你们的想法一致,很好,然后发生了什么?"

女儿：（她看了看母亲,母亲点点头,同意她继续说下去）"嗯……我刚跑出去,她对我大叫着说她在报警。"（又看向地板。）

母亲："你怎么不告诉他,你跑出去之前差点把我踢倒的事!"转而对社工说:"所以我打电话给警察,告诉他们我刚想教训她,她就逃跑了。他们正好有一辆车在拐角处,抓住了她,把她带回来,我跟他们说把她带走;她不能待在这里!"

社工："好吧。那么,这种事情以前发生过吗?（两人都摇头表示没有）好吧。那么你们今天来这里的目的是什么呢?"

小女孩继续看着地板,她的妈妈继续说。

母亲："我要她离开我的房子。她不能和我住在一起,还那样对待我。每次我想对她说什么,她就对我大发脾气,对我骂脏话、翻白眼,然后就跑掉,为所欲为。我再也受不了了!"

社工："嗯。你每次跟她沟通时,她都是这样的表现吗?或者,有没有什么时候你不是那么反感她的表现?"

母亲：（立刻回答）"没有。我试着做一个好妈妈,对她好,而这就是她给我的回报。她小时候并不那么调皮,但现在她长大了,什么都知道了!"（社工盯着女儿,她还在看地板。）

社工： "所以，她只有小时候比较乖巧……"

女儿微微抬起头，用平静的声音说："我在外婆家从不说脏话。"

社工：（表示好奇）"你在外婆家从不说脏话，呃？"（转向母亲）"这件事你知道吗？你有没有注意到……那是你妈妈家吗？"

母亲： "是的。我们从不在我妈妈家骂人。她在那里的表现可能还不错，常常和表妹们在外面一起玩，或者一起看电视。"

社工： "哇！那你是怎么让她在你妈妈家表现得这么好呢？她是怎么做到的？你怎么教她尊重外婆的？"

母亲： "我什么都没做。这完全取决于她自己。她知道在我妈妈家一定要乖乖的！"

社工： "那你是怎么教她明白这一点的？你一定给了她一些积极的影响……"

母亲： "可能因为我在我妈妈家的时候就是那样。我从不在我妈妈面前对她发脾气！"（她们两人都笑了。）

资料来源：案例材料来自杰克·诺维茨基（Jack Nowicki），硕士研究生，康文署副教授，史蒂夫·希克斯社会工作学院，得克萨斯大学奥斯汀分校。经作者许可后在本书中使用

运用倾听、选择和建构的技巧来进行建构解决对话将会形成一种积极的关系，能够让学生感到被理解和被关心（Froerer & Connie，2016）。本书第二章将讨论教师和其他学校教职工如何利用焦点解决模式与"问题学生"建立合作和赋能的关系。

关注解决方案而不是问题

焦点解决以未来为导向，关注下一步行动和强调构建积极的人际关系。焦点解决取向的策略是利用学生已经拥有的资源来确定现

在的解决方案。对学生和其他人在当下可以采取的行动,在不同的关系下产生的结果,以及学生希望实现的成果,我们需要对这些有清晰的图景。教职员和学生不再像以前那样把时间花在反复思考问题、努力想出方案来解决问题上,而是专注于描述问题解决之后是什么样子的,解决问题的步骤和细节,以及在学生生活中可能已经出现的一些小办法。有教育工作者提出,建构解决方法与教职工以前用的问题解决方法有什么区别?虽然问题解决是一种非常有效的方法,但建构解决与问题解决是不同的,有研究表明,这两种方法在治疗的改变方式和结果上都存在差异(Jordan, Froerer, & Bavelas 2013; Richmond, Jordan, Bischof, & Sauer 2014)。我们可以肯定地说,建构解决的技巧是需要学习的,并且建构解决方法的关注点从哲学角度与操作步骤上也与问题解决有所不同。对学校教职工来说,很重要的一点是,在对话中关注解决而不是关注问题,因为在与"问题学生"合作时,运用建构解决而不是问题解决方式,会产生更为积极的效果。

为什么建构解决优于问题解决

非传统教育中,建构解决比问题解决能更有效地帮助到"问题学生"的原因有五个。首先,在问题解决方式中,成年人通常扮演专家的角色,教育并告诉学生该做什么,但在建构解决方式时,学生成为专家,并被邀请一起构建自己的解决方案,为自己的学习和未来负责。你可能听过这样的话:直接告诉人们该怎么做,通常不会带来积极、持久的行为改变。如果你曾有过被告知要控制饮食或者改变不健康的饮食习惯的经历,你一定会在这一点上深有同感。许多"问题学生"在安全依恋和人际关系上存在问题,这可能会导致他们很难与权威建立信任关系。用建构解决的方法来工作时,我们并没有从专家的立场上来指导学生,并没有以权威的方式来指导他们解决问题,从而规避了"问题学生"在安全依恋和人际关系上的问题。虽然对学生来说,老师的指导和人际关系能力的提升很重要,但无法与人建立起信任关系的问题可能终生伴随着学生,这个问题无法在学校的课堂上快速解决,但是在非传统教育中,焦点解决的共创合作方式相比问题解决的专家方式,可以更多地向学生展现教职员工如何增进合作和信任关系,同时也从另一种角度帮助学生提升这些能力。许多接受非传统教育的学生可能习惯于依靠自己或充当照顾他人的角色,因为他们往往来自单亲、压力过大或患有精神疾病的家庭。我们也可以观察到另一种截然相反的"直升机家长模式":学生过于依赖父母,被父母的强势、骄纵、专横或焦虑所束缚,无法自己承担责任。在学校里,我们都知道"直升机家长"这个词背后的含义。

基于以上原因,与学生建立独特的互动合作关系,对学校的工作人员具有重要的意义,例如,许多学生可能不信任老师,导致他们叛逆或回避亲密关系。当然,成年人可能并不喜欢这种互动风格,因为它不符合我们惯有的思维模式,看起来有点像是叛逆、对抗甚至被动攻击。还有一些学生可能对受歧视很敏感,因为他们不幸的童年经历,使得他们不信任学校老师,拒绝配合。当成年人用问题解决方式试图引导他们时,会引发他们的阻抗。而学校教职工运用焦点解决模式,可以关注到学生独特的学习风格和优势、照顾到他们的特殊性和敏感性,也能关注到学生可能经历的不幸遭遇。我们可以根据学生独特的经历和优势,用尊重和肯定的态度与他们沟通。当然,学生也要给予我们同样的尊重。我们需要认同学生的经历,不是单纯指出问题,而是结合他们的优势和经历来一起建构解决方案。使用焦点解决模式学校的教职工会进一步要求学生为他们自己的解决方案负责,给予他们自由发展的空间,同时也给予他们关心和支持,从而营造更加信任的氛围。

第二,建构解决可能比问题解决的办法更有效,是因为"问题学生"可能夸大问题,从而陷入绝望的情绪中。一些学生在过分夸大问题时,会令本人和其他人在讨论问题时感到绝望。学生甚至可能太过专注于问题产生的负面影响,以至于妨碍了寻找解决方案。焦点解决模式通过关注学生的优势和每一个微小的进步,避免学生过度夸大问题。

第三,谈论问题会引发负面情绪,这可能会阻碍学生运用想象力和创造力寻找解决方案。另一方面,建构解决方案讨论方式能够拓展解决办法的思路。对于那些反复受困于同一个问题的学生,他们往往被愤怒、焦虑的情绪所困惑。当讨论问题时,他们的负面情绪明显增加。虽然治疗师可能认为情感宣泄是有用的方法,但焦点解决关注的是增加积极的情绪,拓宽他们的知觉范围,帮助学生找到解决问题的方法。通过引导他们采取新的行动,将有效行为放大,最终建构出解决方案。你可能听过"分析无用"这句话,这也是焦点解决的观点,它克制住对问题的不断分析,更多关注于优势和解决之道。这并不是意味着不用详细讨论问题,而是说,为了建构解决方案,学生需要从抱怨中走出来,拥抱一种新的情绪和行为方式。

第四,学生在描述问题时,往往表现出忧虑和恐惧,在思维僵化的状态下,往往联想到错误的解决方法。常见的错误解决类型包括回避、缩小问题或否认问题,或保持对问题的防御状态。后者通常会说:"这不是什么问题。"或者他们会将问题归咎于他人,例如,"这是我妈妈的错""老师的错"或者"孩子爸爸的错"。相信你一定听说过这种错误的问题解决方式。直接的问题解决办法甚至有时会助长这种行为模式,学生可能会陷入一个或多个消极模式中。处理问题的旧习惯也很难改掉。建构解决的方法主要通过讨论解决方案所需的新行为模式来打破旧的思维和行为模式。这就要求学生以不同的方式思考和行动,并练习解决问题的方法。

第五,建构解决可能比问题解决办法更有效,是因为有些问题不容易解决。许多学生面临的问题可能无法解决,有些是永久性的问题,如青少年怀孕、慢性健康疾病或持久性人格特征。焦点解决理念将这些问题正常化,把它看成生活的一部分,帮助学生接受所处的环境。建构解决的方法也要考虑学生的应对能力。一些学生可能会被不幸的童年经历和多重问题压垮,因此,问题解决方法让他们感到绝望、无助,无法从过去的回忆中走出来。焦点解决模式帮助这些学生从这种状态出来,帮助他们向前看,关注未来。对于接受过焦点解决培训的教育者来说,抛开问题去关注解决也并不是一个容易的过程,建构解决方法需要持续刻意的练习。第二章和第七章更详细地说明了非传统中学项目中建构解决方法的培训和方法。

关注学生目标

一个建构解决的对话确定了学生的目标,培养了学生的信心和积极的期望,帮助他们实现自己的目标。在焦点解决取向的视角下,学校教职工与学生共同建构的目标是可评估、可观察的,并能给学生带来小变化。目标应该由学生本人决定,包括学习的努力程度、个人承担的责任和愿意做出的承诺。当发生微小变化时,学生们就能感觉到自己的努力是有回报的,是有效的。例如,老师可以将课堂观察笔记发给学生或学生家长看,或者老师可以向他人展示学生的成绩。对于教师来说,从学生现状出发,以成果问句为起点开始一场建构解决的对话是很重要的。我们可以问学生:"你最大的希望是什么?"或者"你想要有怎样的不同?"同样重要的是,老师对学生的回答要做好应对准备——例如学生习惯用问题取向来回应建构解决的对话,但对话过程中依然可以去挖掘学生的目标。这要求老师们耐心温和地鼓励学生讨论他们的目标,而不是他们的问题,例如,老师可能会说:"再告诉我一次,一旦问题解决了,你会做什么?"一旦目标确立,重要的是要经常思考自己的目标,并把它作为改变的参照点。

共同建构和焦点解决取向的提问

正如前面所讨论的,共同构建的过程是焦点解决的核心,它涉及述说者和听者的共同协作。这种共同的协作反过来为含义转换和社会互动提供信息(Bavelas et al., 2013)。根据焦点解决治疗手册,学生需要与教职工共同构建一个理想的未来愿景,并利用他们过去的成功、优势和资源,使这个愿景融入他们的日常生活中(Franklin et al., 2017)。焦点解决模式推动改变的关键技巧包括:教职工有目的地使用焦点问句来催化与学生共同构建的过程。研究人员已经表明,特定的提问技巧(如奇迹问句、评量问句、关系问句)是促进改变发生的重要手段(Beyebach, 2014)。示例1-2展示了焦点解决的几个常用问句。对于教师和其他学校教职工来说,熟练地提出有针对性的焦点解决问句是很重要的。各类焦点问句在本书的其他章节有进一步的说明。

示例1-2 提出焦点解决取向的问句

例外问句。学校教职工需要确定在什么情况下这类问题不会发生,有哪些有效的应对措施,以及问题没发生时的情境。学校教职工可以说:

"尽管这个问题很严重,但以我的经验,人们的生活并不总是一成不变的。我相信,你肯定不会总是被送到校长办公室或至少情况会好一点。形容一下那时候和现在有什么不同?你是怎么做到的?"

教职工通过反复询问学生"还有呢?""其他时候呢?"来尽可能多地收集问题的例外。一旦学生发现例外,学校教职工就会使用"多告诉我一些"之类的提示来帮助学生详细描述不同的细节。教职工也会利用自己积极的情绪、语调和对学生故事的高度关注,向学生传达自己对这些特殊情况非常感兴趣。教职工还可以使用点头、微笑、身体前倾和惊讶等非语言信息。教职工也可能会说"那后来呢?""真厉害!"或"真棒!"作为对学生的积极反馈。这样可以鼓励学生继续讨论并更详细地描述自己的例外和应对。

评量问句。对问题打分,评估问题本身和解决方案的进展。学校教职人员,比如校长,会说:

"在1~10分的范围内,1代表你每天在课堂上想睡觉,10代表你在做作业而不是睡觉,你的老师还因此表扬了你,你现在能得几分?"

对于儿童和青少年,笑脸和哭脸或其他图形常用作评量的两端,下面就是加尔扎中学一位老师的做法。方老师已经在课堂上使用了一段时间的评量方法。作为一名数学老师,他总是关注学生并评估他们的学习动力。对他来说,评量问句是一个快速的方法。学生们交上来的一张纸条上画出如下所示的计分量表:

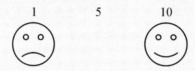

方老师用评量分数来记录学生的学习动力,评量的结果也时刻提醒他哪个学生需要他的帮助。例如,如果一个学生一直在量表上做笑脸的标记,然后突然给自己打了5分,这就提醒方老师,这个学生需要帮助了。

方老师对评量问句的应用是在多年教学中逐渐形成的习惯。起初,他使用数字量表(1~10分)并在周一把表发给学生。然而,多年以后,他决定简化评量尺,在上面只标出3个数字。他发现,皱眉和微笑更能清楚地表达他想从学生那里了解什么。此外,他还意识到,比起在周五提交量表,下周一提交量表对激励学生的作用要小得多。他在周一收到的量表往往是学生一周开始学习时对目标的评估,而不是学习五天之后的感受。在周五提交量表的好处是老师可以看到学生们对一周学习的满意度,这有助于他帮助学生制订未来目标。

焦点解决评量方法还可用于：① 了解学生的评分状况和问题解决的进程；② 利用评量分数发现问题的例外，例如，"有哪些理由让你给了3分？"或者"为什么不是1分呢？"；③ 运用评量分数寻找"奇迹"或寻找已经有效的小行动。例如一个学校教职员，如辅导员可以询问学生的打分情况(1分代表低,10分代表高)。辅导员接着可以问学生为什么最近从1分变为3分。或者辅导员可以询问学生是如何从4分变为5分的，例如，"你是怎么做到的？""你采取了哪些新的行动？"或者"你的生活中有哪些变化让你做出了改变？"焦点解决的实践者如对评量分数没有恶化表示惊讶，这可以作为对学生应对行为的赞美，也可以通过语言改变学生对问题棘手程度的看法并帮助他们建立信心。

应对动机问句。这是评量问句的一种使用变式，帮助学校教职工评估学生解决问题的动机，以及学生对自己处理问题的满意程度。学校教职工,如学校社工，可能会说：

"从1分到10分,10分表示你愿意做任何事情来解决这个问题,1分表示你不太在意这个问题,你会打几分呢？"

或者学校社工还可以说：

"从1分到10分,1分表示你已经准备好放弃在学校的优秀成绩,10分表示你已经准备好继续努力,你现在给自己打几分？"

在提出应对动机问句后,社工可以确定以下事项：

a. 问题解决难度。如果对于学生而言,目前解决问题的难度太大，那么需要将问题分解成更小的步骤，并帮助学生重新寻找解决方案。

b. 学生对解决问题有多大的自我效能感和信心。如果学生不相信问题可以解决,就必须采取措施来改变这种状况。为此,我们可以引导学生回答当问题消失时会出现什么样的情况。

c. 在解决问题上的投入程度是多少？如果学生对解决问题不感兴趣，那么必须再次定义问题，帮助学生提升承诺投入的意愿度。

d. 问题是否是学生最在乎的？在学生心目中解决这个问题的优先级是怎样的？

奇迹问句。例如，老师可以说：

"假如一夜之间发生了奇迹，你的问题消失了；但你睡着了，对此一无所知。第二天当你醒来的时候，你会注意到的第一件不同的事情是什么？"

老师帮助学生继续想象会产生什么样的不同。学生描述的丰富细节可以成为解决方案的行动依据。奇迹问句有助于学校教职人员和学生去想象一种具体的状态，如果没有这个问题，生活会是什么样子？它还可以帮助教师与学生共同构建一套特定的行为、思维和情感模式，从而形成一套解决方案。最终，学校人员可以帮助学生制订目标，并评估什么对学生来说是最重要的，哪些变化是最重要的。

关系问句。我们可以要求学生站在他人的立场，想一想其他人如果是自己的话，会怎么思考和解决问题？当奇迹发生时，你的老师会做些什么？如果你不这样做，你妈妈会有什么反应？如果你交作业，老师会怎么说？这有助于学生将自己与他人联系起来。社工可能会遇到不太配合的学生，如果他说自己没有问题。此时我们可以问他，如果他向老师提出这样的问题，老师可能会说什么？在建构解决过程中，关系问句可能涉及以下两个重要方面：

a. 关系问句要求学生从别人的抱怨和说话角度来思考问题，为对话提供社会视角。

b. 关系问句要求学生思考别人想让他们做什么，而不是直接要求他们改变，并进一步引导学生考虑互动的影响，从而提高学生的配合意愿。

在学生的优势和能力基础上不断指导、鼓励学生

建构解决对话的关键在于为学生赋能、关注优势和资源、培养自信、设定小步前进的行动计划,帮助学生在学业和生活中取得成就。建构解决对话是指在讨论问题的对话中寻找解决方案。重要的是,老师们要倾听并注意学生们取得的微小成就或变化,并通过赞美来指出这些成就或变化。赞美并不等于表扬学生的行为,也不是将目光局限在学生表现良好的时刻,当然那些有用的策略也可以与赞美一起使用。在焦点解决模式中,赞美是帮助学生看到并认可自己的积极品质,例如肯定他们设定目标的决心,认识到自己的努力和动力,愿意寻求帮助等。在焦点解决模式中,如果学生想要得到别人对他们的赞美,那么,他们必须肯定自己所说的话。学校教职工希望学生们充分认识到他们的优点,并开始称赞自己和他人。本书第四章和第六章提供了一些具体的例子,说明如何利用建构解决方案的对话来帮助"问题学生"提高能力。

不要让缺乏动力成为教师或学生的桎梏

建构解决方法需要理解学生当下拥有的动机,从学生现在所处的位置,一步步地向前推进。实行焦点解决模式的学校人员认为,每个学生都有自己的目标,在合适的环境下,他们会有动力去实现想要的结果。有时候,教职人员忘记了动机是有情境性的,尤其当我们说一个学生"有太多的问题不能毕业""没有希望、浪费时间"或者"还没有准备好改变"时,这就是动机情境性的体现。尽管我们有时觉得学生的积极性不高,但焦点解决理念要求我们思考如何去激励学生。当我们从学生的立场出发,我们会发现并不存在动机不足这回事,只是情境不同而已。

非传统学校教育中的焦点解决模式

当学生进入一所焦点解决模式的非传统中学时,为了拿到文凭,他们要完成的不仅仅是一份成绩单和一份待办事项清单,他们还要获得新的知识、价值观、兴趣、挑战和目标。焦点解决模式中学不仅可以帮助他们顺利进入大学或找到工作,还可以让他们准备好应对生活和生活中的不确定。如何将焦点解决的转化过程和实践纳入非传统中学项目中,这才是真正的关键所在。管理人员、教师和其他工作人员可以遵循以下8个原则来创建一个焦点解决模式中学项目:

1. 优先考虑人与人之间的关系以及关系的建立。
2. 教职工应着眼于学生的优势和资源,而不是关注学生的不足。
3. 教职工应强调学生的自主选择和个人责任。
4. 学生应用实际行动来证明对学业成就和努力进取的整体决心。
5. 教职工应信任学生的评量结果,尊重学生的想法。
6. 教职工应关注学生现在和未来的成功,而不是过去的困难。
7. 教职工应为学生迈向成功的每一小步感到开心。
8. 教职工应根据目标制订计划并发掘学生的每一次进步。

这8个原则可作为焦点解决模式中学课程制订及教学的指导思想。这些原则相互联系,应由学校内的每一个人共同实施才能达到最佳效果。这意味着教职工的行动不能仅仅从精神上对原则表示支持,而是真心地实践以上原则,将它们运用到与任何人的互动中。

焦点解决的原则听起来很简单,但是遵循每一个原则都需要决心和行动。没有人能够完美地实践这些原则,但是持续的努力会有回报。以学生优势和关系为例,充分发挥学生优势这一条说起来很简单,大多数老师、辅导员和社会工作者也完全认同这一原则,但问题是如何将它运用在辅导不同学生的过程中。人们很自然地会认为一些学生无能,甚至无可救药。老师可能知道与学生建立关系的重要性，但在学生出现一系列问题以及心理疾病时，发挥学生的优势和建立关系会非常困难。

例如，进入加尔扎中学学习的乔纳森曾被诊断为强迫性神经紊乱。乔纳森花很多时间在仪式上，并总是自言自语。他不愿与老师和同学说话。他16岁，身高1.83米。老师跟他说话时，他总是低头看地板。他的脸上有一种沉思和忧虑，有时会被误认为是愤怒。他常常凝视着天空，如果你让他看看你，他会变得紧张。乔纳森避免眼神接触，而他的行为举止让一些老师担心他可能会做什么出格的行动。因此，在他以前的学校里，他基本上都是一个人坐，或者一个人待在教室后面。来到加尔扎中学后，他依旧我行我素，喜欢在电脑上做作业，喜欢独处。

在乔纳森身上，人们更容易看到他的不足，而不是他的优点。周围的人往往不知所措，甚至怀疑自己能否与他建立关系。老师和其他教职人员很容易把这种无望转移到彼此甚至是学生身上。我们需要情感投入，也需要一些指导来帮助我们关注他的优势和资源，并与他建立关系。

关注学生的优势并和他们建立关系的原则促使加尔扎中学的老师开始思考，怎样才能帮助乔纳森融入学校。他们开始观察并尝试与他进行不同的互动，寻找可能的方法。起初的努力并没有任何效果。但后来，一位老师注意到他喜欢在电脑上玩游戏，当乔纳森玩游戏时，他会微笑着与乔纳森进行眼神交流。老师还发现，除了电脑，乔纳森还对电影感兴趣。学校开设了一门电影制作交流课，当老师和乔纳森谈论摄影作品时，他总能参与对话。短短几周内，他就开始为学校活动负责拍摄；没过多久，他与老师和同学们有了更多的接触。乔纳森的疾病没有治愈，但是，凭借他的优势、学校的资源以及老师们对他的持续鼓励，他开始融入学校环境。

下面的案例从个人选择、学生目标、责任和努力的角度来探讨这些焦点原则的实践。这个案例详细展示了焦点解决的核心原则是如何传递给这些特殊学生的。17岁的西班牙裔学生乔伊留着齐肩头发,左臂有一条大蛇文身,他带着许多行为问题来到加尔扎中学。他经常惹麻烦、逃学,还和朋友一起抽大麻。他因长期旷课而被原来的公立学校开除。他与父亲无休止地争吵,他的父亲希望他能好好遵守纪律,并不断地强迫他完成学业。乔伊起初答应父亲会做出改变,并同意在焦点解决模式学校重新开始。然而没过多久,他又开始逃学了,旷课的情况越来越严重。在那时,他见了社工和校长,与老师讨论了他想做的事和选择。在这次焦点解决取向的谈话中,社工和校长让乔伊为自己的行动负责,并强调了做出改变需要付出的努力。以下是他们的谈话内容:

校长:"乔伊,我想辅导员黛格丝女士告诉过你我们为什么要见面。你的缺勤记录正在影响你的学业。你需要做出一个艰难的选择。"

乔伊:"我父亲和我合不来,我不想再和他吵了。我家里有一大堆问题,他们都怪我,如果我离开这所学校,情况会变得更糟。"

校长:"除了你的父亲和家人,还有什么其他原因让你想留在学校?"

乔伊:"我想毕业,因为我想上大学,成为一名建筑师。我爸爸是一家建筑公司的经理,我想在建筑业工作。"

社工:"毕业对你来说很重要。所以,这就是你想做的吗?"

乔伊:"是的,我想毕业。"

社工:"所以,这不仅仅是你爸爸给你的目标。这就是你想要的。"

乔伊:"是啊,我不想让他对我指手画脚,但这也是我的目标。"

社工:"所以,你想毕业,而不去上学会阻碍你实现毕业的目标。"

乔伊:"是的。"

校长:"当你入学时,你告诉我,你很高兴有机会完成学业。对吗?"

乔伊:"是的。"

校长:"所以,我要怎么来理解你选择缺勤呢?"
乔伊:"是的,来到这里是我重新开始的机会,因为我是一个辍学学生。但是,在这里学习很辛苦,有时候我喜欢和我的朋友做其他的事情。我需要休息一下。我喜欢修车。但不管怎么说,我每隔几天就会回来学习一会儿。我来这里是因为我听说在这所学校我们可以按照自己的节奏学习。"
校长:"哦,我明白了。所以你喜欢花时间和朋友在一起,而不是来学校。当然,上学需要努力,这可能对你有一点难。乔伊,你现在是留下来还是退学完全取决于你,因为你的出勤率已经到了你必须做出选择的地步。你是想继续艰苦的学习,还是将时间花在其他你更喜欢的事情上?"
乔伊:"我想留下。"
校长:"你确定吗?也许你应该再考虑一下。"

　　乔伊的许多老师可能对他的处境有不同的看法。他们可能试图说服乔伊改掉自己的旧习惯、开除他,或打电话给他的父亲作为威胁。他们可能会让他留校察看,或者设置监控系统,只要能让他回到正轨就行。相反,在焦点解决模式中学,校长和社工让乔伊对自己的决定负责。他们根据乔伊的目标,与他一起努力,并告知他必须面对和承担的责任以及后果。他们告诉他,他的行为正在妨碍目标的实现。这次谈话之后,乔伊马上就有了进步,而他还在继续努力。后来,他有好几天没回学校。一位老师打电话给他,说她知道他可能已经决定离开学校了。乔伊没有做出回应,也没有立即回到学校。一个月后,他回来了,态度也发生了转变。他向校长和社工道歉,问他是否可以重新入学。他说他已经吸取了教训。经过一番讨论并就他的出勤率达成一致意见后,乔伊再次回到学校,他的出勤率有所提高,最后他顺利从学校毕业。他在一次研究采访中谈到,他觉得很幸运学校把他带回正轨,如果他离开学校,那将是多么糟糕的选择。他说,他已经决定努力学习,很高兴有第二次机会去追求他的目标,进入大学并成为一名建筑师。

教育工作者遵循的另外 3 个相关原则是:信任学生的自我评价,关注未来而不是过去,为学生的每一次微小进步而开心。信任学生的自我评价并不意味着教育工作者总是相信学生说的每一句话(当然不可能),而是认真考虑学生在解决问题过程中的想法。关注未来并不意味着教育工作者对学生过去所面临的问题或他们现在正在处理的问题不感兴趣,因为这是了解学生的重要一环(如问题模式、疾病诊断和生活经历等)。然而,对教育工作者和学生来说,不断探讨问题并不是建立解决方案的最佳途径。加尔扎中学的一名学生描述了老师们在实践焦点解决取向的原则时,对他们产生的巨大影响:

> 我被监禁的时候,所有老师都来找我,他们把我的作业准备好,甚至还有一位老师开车到少管所给我布置家庭作业。什么样的学校会为学生做这些事?大多数学校只会告诉你:"很明显你还没有吸取教训。你不是我们这里需要的学生。"但他们说:"我们仍然认为这个孩子很好。他也许做过坏事,但我们大家都做过。"当我回来的时候,每位老师都给了我一个拥抱。

在这种情况下,老师和其他教职人员关注的是学生的学业进展以及学生对自己目前处境承担的责任。他们相信学生的自我评价,尽管学生有问题,但他仍然希望完成学业。这名学生在服刑期间继续完成作业,他的每一次进步也都得到了表扬。老师们关注他未来的成功,而不是纠结于他过去和现在的问题。这给这个学生留下了深刻的印象,他意识到老师们对他没有任何刻板印象。在这个案例中,即使他不得不继续承担法律责任,他最后还是回到了学校,并继续学习和进步。

焦点解决行动原则的一个案例

下面是一个真实的案例,来自加尔扎中学的一名老师。案例提到她在与其他老师聊天时是如何运用焦点解决取向原则的:

数学老师: "昨天我和约翰见面并讨论了他的目标。他想明年春天毕业,但是为了毕业,他必须按时交作业。"

英语老师: "我不知道他在你们班上交作业有困难。在我的班上,约翰总是按时上第一节早课和交作业。"

数学老师: "真的吗?所以,他第一节课表现很好,但是下午上课却很困难?我想知道他为第一节课做了哪些准备?"

英语老师: "是的,约翰从入学以来进步很大。现在,他可以为第一节课做好准备。应该是因为他找到了一个适合自己的解决方案。今天我要给他写一张纸条,让他知道我看到了这种变化。"

数学老师: "好主意。也许我可以再和他谈谈解决办法。"

在这个例子中,两位老师谈论了一个学生在为上课做准备时遇到的困难。老师们不是抱怨学生或陷于问题,而是关注于解决方案。他们没有给这个学生贴上注意力缺陷的标签,而是承认这个学生在上午的课上做得很好,同时意识到他在下午的课上面临一些挑战。这些老师在谈论学生时仍然关注他的优势。

记忆要点

- 焦点解决模式的研究已有30多年,是对问题儿童和问题青少年的一种有效干预措施。所有学校教职人员都可以接受焦点解决培训,以便成功地与学生合作。

- 焦点解决取向关注优势和未来,强调目标和未来的解决方案,而不是问题模式。焦点问句是焦点解决的核心工具。
- 焦点解决短期治疗采用了沟通学中的协作语言理论,科学研究表明,对话是人与人之间协商和共创的过程,共同构建是焦点解决带来改变的核心。
- 焦点解决模式帮助学校教职工与学生建立良好的合作和赋能关系。
- 建构解决方法在改变机制上不同于问题解决方法。在帮助"问题学生"方面,建构解决方法比问题解决方法有更多的优势。
- 当非传统中学的教职人员实践焦点解决原则和技术时,他们能够创建团队和校园文化来帮助"问题学生"。

总结

　　焦点解决短期治疗起源于 20 世纪 80 年代,由跨学科精神健康专家团队开创,他们在密尔沃基的一个短程家庭治疗中心的精神健康服务诊所工作。到 20 世纪 90 年代,焦点解决被改编用于学校项目。这种方法可以被所有学校复制,有助于培训教职员工团队,使他们能够成功地与"问题学生"建立合作关系。这使它成为一种特别有效的非传统教育方法。本章描述和说明了焦点解决的改变流程和代表性技术,包括学校教职人员实践中会用到的基本问句。本章还展示了如何将焦点解决改变技术融入中学课程设置,以及教职人员在构建焦点解决取向的对话时需要遵循的原则。在学校教职人员实践焦点解决模式时,他们能够创建团队和校园文化来帮助"问题学生"。本章介绍了焦点解决在非传统教育中的应用,本章介绍的主题将在后续章节中继续讨论和说明。

参考文献

Barnes, T., Smith, S., & Miller, M. (2014). School-based cognitive-behavioral interventions in the treatment of aggression in the United States: A meta-analysis. Aggression and Violent Bahavior, 19(4), 311–321.

Bavelas, J. B. (2012). Connecting the lab to the therapy room: Microanalysis, co-construction, and solution-focused brief therapy. In C. Franklin, T. Trepper, W. Gingerich, E. McCollum (Eds.), Solution-focused brief therapy: A handbook of evidence-based practice (pp. 144–162). New York, NY: Oxford University Press.

Bavelas, J., De Jong, P., Franklin, C. et al (2013). Solution-focused therapy treatment manual for working with individuals (2nd ed.). Santa Fe, NM: Solution Focused Brief Therapy Association.

Berg, I. K., & Shilts, L. (2005). Classroom solutions: WOWW approach. Milwaukee, WI: Brief Family Therapy Center.

Beyebach, M. (2014). Change factors in solution-focused brief therapy: A review of the Salamanca studies. Journal of Systemic Therapies, 33(1), 62–77. doi: 10.1521/jsyt.2014.33.1.62.

Bond, C., Woods, K., Humphrey, N. et al (2013). The effectiveness of solution focused brief therapy with children and families: A systematic and critical evaluation of the literature from 1990–2010. Journal of Child Psychology and Psychiatry, 54, 707–723. doi: 10.1111/jcpp.12058.

Bornsheuer, J. N., Polonyi, M. A., Andrews, M. et al (2011). The relationship between ninth-grade retention and on-time graduation in a southeast Texas high school. Journal of At-Risk Issues, 16(2), 9–16. doi: 20111092657.

Breslau, J., Miller, E., Joanie Chung, W. J. et al (2011). Childhood and adolescent onset psychiatric disorders, substance use, and failure to graduate high school on time. Journal of Psychiatric Research, 45(3), 295–301. doi: 10.1016/j.jpsychires.2010.06.014.

Daki, J., & Savage, R. S. (2010). Solution-focused brief therapy: Impacts on academic and emotional difficulties. The Journal of Educational Research, 103(5), 309–326. doi: 10.1080/00220670903383127.

De Jong, P., & Berg, I. K. (2013). Interviewing for solutions (4th ed.). Pacific Grove, CA: Brooks.

De Jong, P. D., Bavelas, J. B., Korman, H. (2013). An introduction to using microanalysis to observe co-construction in Psychotherapy. Journal of Systemic Therapies, 32(3), 17–30.

de Shazer, S. (1985). Keys to solutions in brief therapy. New York, NY: W. W. Norton.

de Shazer, S. (1994). Words were originally magic. New York, NY: W. W. Norton.

de Shazer, S., Berg, I., Lipchik, E. et al (1986). Brief therapy: Focused solution development. Family Process, 25(2), 207–221. doi: 10.1111/j.1545-5300.1986.00207.x.

Escobar-Chaves, S. L., Tortolero, S. R., Markham, C. et al (2002). Violent behavior among urban youth attending alternative schools. Journal of School Health, 72(9), 357–362. doi: 10.1111/j.1746-1561.2002.tb03559.x.

Fitch, T., Marshall, J., McCarthy, W. (2012). The effect of solution-focused groups on self-regulated learning. Journal of College Student Development, 53(4), 586–595. doi: 10.1353/csd.2012.0049.

Foley, R. M., & Pang, L. S. (2006). Alternative education programs: Program and student characteristics. The High School Journal, 89(3), 10–21. doi: 10.1353/hsj.2006.0003.

Franklin, C., & Guz, S. (2017). Tier 1 approach: Schools adopting SFBT model. In J. S. Kim, M. S. Kelly, & C. Franklin (Eds.), Solution-focused brief therapy in schools: A 360-degree view of research and practice principles (2nd ed.). New York, NY: Oxford University Press.

Franklin, C., Biever, J., Moore, K. et al (2001). The effectiveness of solution-focused therapy with children in a school setting. Research on Social

Work Practice, 11(4), 411 – 434. doi: 10.1177/1049731501011000401.

Franklin, C., Bolton, K., Guz, S. (in press). Solution-focused brief family therapy. In B. Fiese (Ed.), APA handbook of contemporary family psychology. Washington, DC: American Psychological Association Press.

Franklin, C., Kim, J. S., Beretvas, T. S. et al (2017). The effectiveness of psychosocial interventions delivered by teachers in schools: A systematic review and meta-analysis. Clinical Child and Family Psychology Review, 20(3), 333. doi: 10.1007/s10567 – 017 – 0235 – 4.

Franklin, C., Kim, J. S., Tripodi, S. J. (2009). A meta-analysis of published school social work intervention studies: 1980 – 2007. Research on Social Work Practice, 19(6), 667 – 677. doi: 10.1177/1049731508330224.

Franklin, C., Moore, K., Hopson, L. (2008). Effectiveness of solution-focused brief therapy in a school setting. Children & Schools, 30, 15 – 26. doi: 10.1093/cs/30.1.15.

Franklin, C., Streeter, C. L., Kim, J. S. et al (2007). The effectiveness of a solution-focused, public alternative school for dropout prevention and retrieval. Children & Schools, 29(3), 133 – 144. doi: 10.1093/cs/29.3.133.

Franklin, C., Trepper, T., Gingerich, W. J. et al (2012). Solution-focused brief therapy: A handbook of evidence-based practice. New York, N Y: Oxford University Press.

Froerer, A. S., & Connie, E. E. (2016). Solution-building, the foundation of solution focused brief therapy: A qualitative Delphi study. Journal of Family Psychotherapy, 27(1), 20 – 34. doi: 10.1080/08975353.2016.1136545.

Fong, R., & Urban, B. (2013). Solution-focused approach with Asian immigrant clients. Solution-Focused Brief Therapy: A Multicultural Approach, 122 – 132. doi: 10.4135/9781483352930.n8.

Grunbaum, J. A., Lowry, R., Kann, L. et al (2000). Prevalence of health risk behaviors among Asian American/Pacific Islander high school students. Journal of Adolescent Health, 27(5), 322 – 330. doi: 10.1016/

S1054 - 139X(00)00093 - 8.

Hsu, W. S., & Wang, C. D. (2011). Integrating Asian clients' filial piety beliefs into solution-focused brief therapy. International Journal for the Advancement of Counselling, 33 (4), 322 - 334. doi: 10.1007/ s10447 - 011 - 9133 - 5.

Jordan, C., Lehmann, P., Bolton, K. W. et al (2013). Youthful offender diversion project: YODA. Best Practices in Mental Health, 9 (1), 20 - 30. doi: 87572266.

Jordan, S. S., Froerer, A. S., Bavelas, J. B. (2013). Microanalysis of positive and negative content in solution-focused brief therapy and cognitive behavioral therapy expert sessions. Journal of Systemic Therapies, 32(3), 46 - 59.

Kelly, M. S., Bluestone-Miller, R. (2009). Working on What Works (WOWW): Coaching teachers to do more of what's working. Children & Schools, 31(1), 35. doi: 1532 - 8759/09.

Kelly, M. S., Kim, J. S., Franklin, C. (2008). Solution-focused brief therapy in schools: A 360 - degree view of the research and practice principles. New York, NY: Oxford University Press.

Kim, J. S. (Ed.). (2013). Solution-focused brief therapy: A multicultural approach. Thousand Oaks, CA: Sage Publications.

Kim, J. S., Franklin, C. (2009). Solution-focused brief therapy in schools: A review of the literature. Children and Youth Services Review, 31(4), 464 - 470. doi: 10.1016/j.childyouth.2008.10.002.

Kim, J. S., Franklin, C., Zhang, Y. et al (2015). Solution-focused brief therapy in China: A meta-analysis. Journal of Ethnic & Cultural Diversity in Social Work, 24(3), 187 - 201. doi: 10.1111/jmft.12193.

Kral, R. (1995). Solutions for schools. Milwaukee, WI: Brief Family Therapy Center Press.

LaFountain, R. M., Garner, N. E. (1996). Solution-focused counseling groups: The results are in. Journal for Specialists in Group Work, 21(2), 128 - 143. doi: 10.1080/ 01933929608412241.

Lehr, C. A., Tan, C. S., Ysseldyke, J. (2009). Alternative schools: A synthesis of state-level policy and research. Remedial and Special Education, 30(1), 19 – 32. doi: 10.1177/0741932508315645.

Lipchik, K. (2002). Beyond technique in solution-focused therapy: Working with emotions and the therapeutic relationship. New York, NY: Guilford Press.

Metcalf, L. (2008). A field guide to counseling toward solutions. San Francisco, CA: Jossey-Bass.

Metcalf, L. (2010). Solution-focused RTI: A positive and personal approach. San Francisco,CA: John Wiley and Sons.

Murphy, J. J. (1996). Solution-focused brief therapy in the school. In S. D. Miller, M. A. Hubble, & B. S. Duncan (Eds.), Handbook of solution-focused brief therapy (pp. 184 – 204). San Francisco, CA: Jossey-Bass.

Murphy, J. J., Duncan, B. S. (2007). Brief interventions for school problems (2nd ed.). New York, NY: Guilford Publications.

Newsome, S. (2004). Solution-focused brief therapy (SFBT) group work with at-risk junior high school students: Enhancing the bottom-line. Research on Social Work Practice, 14(5), 336 – 343. doi: 10.1177/1049731503262134.

Paulus, F. W., Ohmann, S., Popow, C. (2016). Practitioner review: School-based interventions in child mental health. Journal of Child Psychology and Psychiatry, 57(12), 1337 – 1359.

Richmond, C. J., Jordan, S. S., Bischof, G. H. et al (2014). Effects of solution-focused versus problem-focused intake questions on pre-treatment change. Journal of Systemic Therapies, 33(1), 33 – 47.

Sklare, G. B. (1997). Brief counseling that works: A solution-focused approach for school counselors. Thousand Oaks, CA: Sage Publications.

Webb, W. H. (1999). Solutioning: Solution-focused interventions for counselors. Philadelphia, PA: Accelerated Press.

第二章

创建焦点解决模式中学的相关策略

开篇故事

西梅娜的父亲患有严重的糖尿病,西梅娜在高二时即辍学,找了一份能养活父亲和弟弟妹妹的工作。前几个月,她的父亲因为糖尿病并发症做了截肢手术而无法再承担监护人的责任,之后,她的父亲住进了医院,并开始接受临终关怀服务。一月初,西梅娜和弟弟妹妹搬到他们的姑姑、姑父家。悲伤和失落的结合,再加上搬家带来的变化,让西梅娜感到特别艰难。

在西梅娜搬到姑姑家之后,她的姑姑帮她申请学校,然后她被介绍去了冈萨洛·加尔扎独立中学。由于她高二整整一年没有上学,大部分时间都在医院里照看父亲,所以传统中学的课程似乎无法满足她的需要。西梅娜到加尔扎中学上学不久,老师们发现她是一个非常聪明的学生。然而,她却经常难以开始并完成作业。老师们对此感到十分不解,因为大多数完成作业有困难的学生往往是因为学科知识存在很多漏洞,而西梅娜的情况却并非如此。

开学一个月左右,有位老师突然注意到西梅娜眼睛红肿,很明显她已经哭了很久。平时西梅娜不太会在学校流露自己的情绪,因此,看到她这样的状态,老师感到非常吃惊。于是,这位老师立即把西梅娜介绍给了学生服务中心,这是一个全国性的组织,与公立学校合作,主要职责是在校园里设立学生服务中心,为有需要的学生提供服务,帮助学生继续留在学校上学。西梅娜可以选择先上课,等到午休时间再去学生服务中心,也可以选择立即就去学生服务中心,课堂上的作业后续再补,这一点让西梅娜感到安心。西梅娜选择立即前往学生服务中心,并与一位学校社工见了面。很快学校社工就发现西梅娜有明显的抑郁症状:注意力不集中,常有无望的感觉,对以往自己很喜欢做的事也提不起兴趣,无法入睡,全身疼痛,还会出现自杀的念头。

学校社工在与西梅娜简短沟通之后,便当着西梅娜的面打电话给她的姑姑,告知其西梅娜的症状,并要求西梅娜定期参加学校的心理辅导。在该学年的剩余时间里,西梅娜接受了持续的心理辅导,最终症状有了极大改善。慢慢地,她越来越喜欢上课了,同时也结交了一些亲密的朋友。她父亲身体的每况愈下对她来说仍然很难接受和应对,但她获得了一些处理创伤和悲伤的技能。

当西梅娜进入高三时,她请求继续在加尔扎中学接受心理辅导,她说:

"我以前不知道心理健康是怎么回事。就像家里没有人知道什么是心理辅导,也没有人知道我的情况可以好转。我知道自己有点不对劲了,但是又不知道能做些什么。我想继续接受心理辅导,因为生活对我来说仍然很困难,我想照顾好自己。"

如果没有加尔扎中学提供的学业支持和心理健康服务,西梅娜可能无法接收她所需要的心理辅导来进行恢复,也无法顺利地从高中毕业。

引言

鉴于当前教育政策的重点是学校选择权,非传统教育项目比以往任何时候都更有意义。辛西娅·富兰克林、劳拉·霍普森和大卫·杜坡(2013)描述了两种截然不同的非传统教育模式,这两种模式都在不断发展。一种模式的核心是惩罚或改造模式,目标是"修正有问题的学生";另一种是学术和创新模式,其核心是提倡"发展更有效的方式来教育学生"。焦点解决模式下的非传统中学更符合第二种模式,因为它创造了一种在学业上要求严格,同时又能够给学生提供关心和支持的模式,同时为保证所有学生都能获得自己的成功,学校还为学生提供心理健康的相关支持。

事实上,焦点解决模式中学可能更像精英大学的预科计划,而不是少年犯管教所的惩罚劳改计划。本章基于加尔扎中学的常见问题,与大家分享如何开办焦点解决模式中学。下文会说明焦点解决取向思维方式的必要性,同时还包含了诸多非常实际的问题,例如如何逐步取得学区和社区支持,以及如何建立管理团队和选择合适的教师。一所焦点解决模式下的高中要想获得成功,人员以及人与人之间的关系是最核心的因素,这里的人员包括了学校行政人员、教师、学生、家长、学校社工,以及心理健康方面的专业人士。本章举例说明了这些关系如何在一个系统中发挥作用,从而创建一个校园共同体,这样的学校环境对"问题青少年"学生能够持续上学并顺利完成学业是必需的。

本章分享了加尔扎中学曾经支持过的"问题学生"的类型,以及如何在焦点解决模式中学选择并帮助这些学生。此外,本章还重点介绍了如何为学校所有教职人员进行焦点解决短期治疗(SFBT)的培训,并说明了如何为学校的长期发展持续提供专业保障。

创办焦点解决模式学校所需要的思维模式

创办一所焦点解决模式的非传统学校,创办人必须使自己的思维模式转变为希望真正改变教育实践,即以优势为导向、以学生为中心。思维模式是这样开始的:学校管理者和工作人员必须相信,学生对教育的态度可以变得更好,不管他们生活中发生多么可怕的事情,他们都能在这种改变后保持合作。当学校管理者和工作人员对这些"问题学生"表现出真诚的信任和尊重,并真心希望为他们提供尽可能好的教育时,他们就已经具备开办焦点解决模式学校的思维方式了。

第一章中介绍了焦点解决的 8 个原则,是教育工作者在开办焦点解决模式学校时可以参考的总体指导原则,在此再次说明作为提醒:

1. 优先考虑人与人之间的关系以及关系的建立。
2. 教职工应着眼于学生的优势和资源,而不是关注学生的不足。
3. 教职工应强调学生的自主选择和个人责任。
4. 学生应用实际行动来证明对学业成就和努力进取的整体决心。
5. 教职工应信任学生的评量结果,尊重学生的想法。
6. 教职工应关注学生现在和未来的成功,而不是过去的困难。
7. 教职工应为学生迈向成功的每一小步感到开心。
8. 教职工应根据目标制订计划并发掘学生的每一次进步。

我们更喜欢焦点解决的思维模式这个词,我们希望在焦点解决模式学校中,每个人都能够自信和自主地学习并实践焦点解决的理念和方法。接下来我们将从一位老师采用焦点解决的思维模式参与学生工作的案例开始,因为实践案例可以帮助大家更好地理解焦点解决思维模式的含义：

左伊·萨缪尔斯是一位矮个子、深色皮肤的西班牙裔中年妇女。她有一双深色的眼睛，戴着金属框眼镜，经常穿黑色裤子和彩色长衫。27年前，萨缪尔斯神采奕奕地走进教室，渴望改变她的学生们的世界。对于许多教育工作者来说，这一梦想往往会因官僚主义、政治和缺乏对共同目标的凝聚力而戛然而止，学校因此陷入困境。然而，由于萨缪尔斯女士加入了加尔扎中学，并学会以焦点解决为指导原则，最终，她梦想成真了！

几年前，萨缪尔斯女士的一名学生经历了极度严重的社交焦虑，萨缪尔斯女士运用焦点解决的理念和方法，让自己和这名学生都获得了成长。在萨缪尔斯的焦点解决取向的培训课中，她向这名苦苦挣扎的学生爱普尔（化名）提出了一个应对问句，这个提问关注的是爱普尔的优势和能力。有目的地向学生提问对于改变焦点解决短期治疗的策略至关重要，上述应对问句帮助萨缪尔斯女士开启了建构解决式的对话，从而帮助爱普尔重新审视了自己的焦虑以及在校期间的表现。萨缪尔斯女士问道："在学校时，你用了哪些方法应对自己的焦虑？你是怎么做的？"萨缪尔斯女士想让爱普尔知道，她本人其实已经找到了属于她自己的解决焦虑的方法。通过让爱普尔自己大声地说出应对方法，萨缪尔斯女士想让她意识到她已经成功地找到了解决自己焦虑的方法。按照焦点解决的改变原则，萨缪尔斯女士相信这样的对话能够促使爱普尔将注意力转向认可自己的能力，帮助她产生更多希望，最终引导她看到自己已经拥有的解决方法，并且在日后更多地去运用它们。

然而，10分钟后，爱普尔仍在诉说她处理焦虑的方法。萨缪尔斯女士开始感到担心。回忆起那一刻，她说："我脑子里有个声音对自己说：'我们谈得太久了，我们现在应该开始上课了。'"她有点不耐烦了,但转念想,"上课?这才是真正的课程啊!"

当焦点解决思维方式得以贯彻执行时,教育工作者就获得了与学生展开焦点解决取向的对话空间,正如萨缪尔斯女士与爱普尔的对话一样。学校领导者应该营造一个有机会去反思和成长的学校环境,鼓励此类对话成为学校日常交流的一部分。对于焦点解决模式学校,这种方法并不是一个能让教育工作者像在自助餐厅选餐一样的自由方案;它是一种实施越全面、效果越卓著的方案。焦点解决取向的思维模式必须超越个人,渗透到支持系统中的各个层面,包括行政人员、老师、生活管理员以及餐厅员工。要想成为焦点解决模式的学校,围绕着学生的方方面面都需要形成一套可靠的、有凝聚力的系统。教师和所有其他工作人员需要游刃有余地处理人际关系和各种社交事件,能够自主掌握课程进度,这要求教师能够跨学科领域教学,同时能掌握在学校中实践焦点解决的原则。这种团队合作的方式对于为"问题学生"提供学校教育服务并帮助他们顺利完成学业是必要的。在像加尔扎中学这样的学校,学生们可能已经考虑甚至尝试过自杀,许多人都曾经历过重大的创伤。此外,少数人可能来自戒毒所,也可能无家可归。这就在学校埋下了一些危机,而焦点解决取向的思维模式可以帮助所有教职工做好准备,一起成为现场的第一响应者。在焦点解决模式中学,学校社工(campus community)是一级干预者。学校社工不是警察、儿童保护服务署(Child Protective Services, CPS)员工或停学通知下达者,而是对学生需求或危机的一级响应者。

为了保障一级响应这种思维模式,校园内的所有教职工都应接受焦点解决理念及方法的培训,并知道如何像萨缪尔斯女士与爱普尔一样,开启建构解决式的对话。此外,对彼此的信任和尊重应无所不在。正因为如此,日常与他人相处时害羞和焦虑的爱普尔才能与萨缪尔斯女士分享这么多。萨缪尔斯女士为爱普尔创造了一个安全的空间,她可以冒险自由表达自己。在焦点解决模式中学,许多学生都曾有过负面的童年经历,因此他们难以信任他人,这就是为什么焦点解决模式学校需要在各个方面都强调信任和尊重。

以希瑟为例,她在一次调查采访中解释了她不信任别人的两个主要原因:父亲抛弃了她以及她曾多次遭到强奸。以下是访谈记录的摘录:

访谈者:"在你成长的过程中,你最艰难的经历是什么?"

学　生:"有两点,不过它们也是有关联的。第一点是我不得不接受爸爸的离开。这可能是最最困难的,因为我不仅仅承受着爸爸离开我的悲伤,而且我感觉自从爸爸离开后,我一切都不好了。好吧,我爸爸已经不在我的生活中了,但每天我都会不由得去想,'为什么我爸爸要离开?我做错了什么?'或者假期到了,你爸爸不和你说话,或者你不能和他说话。尤其是当你是爸爸的小宝贝时,那会更糟。因为他,我和男人发生过很多不愉快的事。在我爸爸离开后,我想唯一能让一个男人爱上我的方法就是和他做爱或者做他们想让我做的任何事。我被强奸过两次,真的太可怕了。我在想,'为什么男人们要这样对待我?我没有做错什么。'你知道,当爸爸离开之后,这才是真正困难之处。"

访谈者:"你被强奸的时候多大了?"

学　生:"当时我八年级,也就是13岁。另一次是在我16岁的时候,在我逃离疗养院之后发生的。"

访谈者:"你在这些事情上得到过任何帮助吗?"

学　生:"第一次的那个人是我最好的朋友,所以我和学校里的一些人还有一些警察说过这事,而我妈妈却让我觉得这是我的错,我不应该起诉,因为她认为是我让自己陷入了当时的境地。第二次是我和我的一个朋友一起被强奸了,我报告了这事,但他们不相信我。我们不知道那个人姓什么,也不知道应该尖叫或是试图摆脱困境。我试着向他们解释,当你在家里被一把上了膛的猎枪瞄准时,你不会发出声音,你也不会还击。当然,你会说不,但你不会为这件事去和他厮打……这都是因为我爸爸离开了,而且在我被强奸之后,我对任何人都不再信任,特别是对男人。所以这真的很难。我每天都在与它抗争。"

在焦点解决模式学校里,校领导需要以焦点解决取向的思维模式来奠定基础,并通过树立尊重他人的榜样(例如关注老师们的心声),以及持续不断地为老师提供支持,同时也为他们对像希瑟这类学生开展的工作提供支持,以此来帮助重建信任。在焦点解决模式的学校里,每位教职人员都会被视为校园共同体的一分子,学校的文化就是大家相互支持,为彼此提供专业的成长空间。让学校的所有教职人员都持有同样高的标准来看待尊重,这对保持成员间的信任和高昂的士气至关重要。需要注意的是,学校领导需要特别落实小步前进的理念。虽然大多数人都会给自己设置一个较高的目标,但校领导的任务是要把目标设定在恰当的水平,以便大家可以不断取得成功,从而获得越来越多的信心。可以从简单的事情开始,例如准时开会、让着装更得体、准时进教室、防止成员以低标准要求自己从而变得自满等。

焦点解决取向的思维模式可以帮助学校教师和其他工作人员解决分歧,否则可能导致教职工之间的工作目标不一致,甚至破坏彼此的努力。当教职工之间建立起良好的合作关系,学生的行为就不太可能引发教职工之间的相互指责和抱怨了,这样必然为学校带来更加平和及安全的氛围。此外,当学校教职工在日常交流中感受到彼此的尊重和支持时,他们才更有可能寻求向更高标准挑战。校领导可以通过简单的关心来表达对员工的尊重,例如为教职工提供咖啡、茶水,时常关照教职工,照顾好他们的家人、宠物、朋友等。举例而言,如果员工因宠物或孩子生病需要休息一天,校领导应当对其予以无条件的理解:如果他们想要在工作上表现出色,就必须先照顾好自己。通过尊重教师的生活边界,在校领导和教职工之间建立相互尊重的氛围,让教职工带着一份知道自己是被校领导重视和支持的确信来工作。

学校领导可以通过建构解决式的提问,例如"是什么让你成为了一名教师?""我能以什么方式帮你记住自己成为一名教育工作者的初心?""教育是怎样实现的?""我怎样支持你,才有助于你帮助学生获得成功?""我怎样才能帮助你改变现状?"等,进一步孕育相互尊重且以焦点解决为导向的校园文化。校领导采用这些焦点问句,可以帮助教职工讨论自己的优势、保持初心,还有助于教职工不断内化焦点解决的理念。加尔扎中学的一位老师说道:

"焦点解决取向的思维模式不是听一次就够的,你必须不断提醒自己,这样才不会倒退到原来的谈话模式中。感谢校长和这里的每一个人,大家都会相互支持,帮助彼此尽可能多地保持在焦点解决取向的思维模式上。我发现,实践焦点解决取向的谈话既是一种哲学,也是一种生活方式。事实上,自从我学习了焦点解决后,我自己的家庭关系也发生了转变。"

大多数选择非传统中学的教师都拥有倾尽全力帮助学生的热情。因此,对于他们来说,重温教育和帮助学生的初心,学习焦点解决都不是难事。例如,萨缪尔斯女士所秉持的人生哲学和所学的焦点解决理念和方法帮她与爱普尔建立了关系,而且正是她对焦点解决的理解以及她希望好好应用焦点解决的意愿,激励着她尝试应对问题并耐心倾听爱普尔的倾诉。

在焦点解决模式的学校里,校长的协作式管理、专业的培训活动和教职工会议都进一步促进和维持了焦点解决思维模式,以及在回应、探索和实践中维持充满尊重与信任的校园社区氛围。有计划的学校和社区活动也为教职工和学生提供了充分的机会，不断激发他们的热情和创造力，以影响学校周围的社区。

例如，为了让校园氛围更融洽，加尔扎中学举办了不少社区活动并邀请了所有的支持者参加。其中一项广受欢迎的社区活动是"融合日"，这是一个由提倡包容式教学的组织发起的全国性运动，旨在鼓励学生通过"辨别、质疑和跨越社会边界"来帮助他们"融合"固有的小圈子。此类社区活动有助于巩固和维持加尔扎社区的相互关心和信任的氛围，在这个社区里每一位成员都能够彼此支持。

创办焦点解决模式中学项目

一旦教育工作者愿意接受焦点解决取向的思维模式，那么创办焦点解决模式中学的实际问题就能够迎刃而解。许多公立学区都已具备开办非传统学校和英才学校的预算。特许学校和私立学校也都希望有这样一所学校来接收在他们学校无法顺利毕业的学生，这些学生可能与进入非传统学校的学生有着类似的经历。正如本书的其他章节一样，我们将以冈萨洛加尔扎独立中学这所焦点解决模式的非传统中学的实践为例。本章主要是针对一些常见问题的解决方法，而这些问题正是那些希望创办焦点解决模式中学以防止学生辍学的教育工作者们经常提出的。尽管每个地区都需要根据实际情境制订特有的学校建设计划，但我们相信所提供的例子具有一定的指导意义。

创办焦点解决模式中学之寻求支持

实际上，非传统学校的存在主要是为了向其所在地区的其他学校提供支持，为那些因各种原因无法在普通学校顺利完成学业的学生提供一个空间。这些原因涉及家庭、行为健康和社会等多重因素，大多数教育工作者都觉得自己不具备应对这些问题的能力。回想一下第一章，非传统学校的学生最常见的问题是行为不健康、学业不良和厌学问题。以毕业于加尔扎中学的瑞秋为例。瑞秋曾在一次研究采访中讲述过她的悲惨生活状况，以下摘录的是对话原文：

访谈者："那么，你的父母在哪里？"
瑞　秋："父母大概在我11岁的时候过世了。我和姐姐住在一起。"
访谈者："你姐姐比你大很多吗？"
瑞　秋："她26岁……好吧，实际上，我父亲是先杀死我母亲，之后自杀的。"
访谈者："可怜的孩子。你当时在场吗？"
瑞　秋："那时我在街对面。不过事情发生的时候我哥哥就在家里，但是我几乎什么都听到了。"
访谈者："这真是太令人痛苦了。当时是在镇子里发生的吗？"
瑞　秋："发生在镇子的南边。那是7年前的事了。我刚从学校出来。那时我刚刚五年级。"
访谈者："你11岁时父母就去世了，那么你姐姐是不是就一定程度上充当起了父母的角色？"
瑞　秋："是的。"
访谈者："成长过程中最艰难的情况是什么？"
瑞　秋："成长过程中没有父母在身边是最艰难的。即使我知道我有姐姐和哥哥，我仍会感到孤独……我听到有人说我无法完成学业了，特别是在我有小孩之后。当我发现怀孕的时候，大家就都这么说：'唉，全完了。她挺不过去了。'不过我做到了，向他们证明他们错了。我也曾以为我无法完成学业了，但我想为我故去的父母完成学业，即使他们已经看不到这一切了。"

学校管理者们必须相信,焦点解决模式中学能够让类似瑞秋这样生活经历的学生毕业。虽然这些孩子的生活环境为她们的教育造成了重重阻碍,但她们有着非常强大的复原力。焦点解决模式中学需要保持公正、独立的地位,才能肩负起该地区其他中学的教育支持计划。

让我们再来看另外一个例子。迈克尔是一个 16 岁的黑人男学生,他在普通中学就读时不得不一直复读十年级,他经常在代数课堂上搞破坏,常常打扰其他同学,有他在的课堂,老师们就很紧张,因为老师们管理课堂秩序的时间甚至都超过了给其他学生讲课的时间。迈克尔去过校长办公室好多次,他请假、旷课,处于辍学的边缘。眼看迈克尔的教育目标就要无法完成了,这种情况让迈克尔自己、他的母亲、老师还有学校都感到很挫败。

迈克尔被他所在学校的厌学预防辅导员介绍到了加尔扎中学。在给他安排小班课程和自定进度课程之后,老师们很快意识到,迈克尔之前因为家庭生活中的创伤错过了学校的相应课程,因此从未学过代数的基本知识。

在加尔扎中学,迈克尔没有感到难堪或自己不够聪明,也没有把这些感觉转变成破坏性举动,他被允许在一个更小、更专注的教室里以自己的速度来学习这些基础知识,并成功通过"代数一"。除此以外,他之前学校里的老师也可以把更多的时间精力投注在整个班级上,而厌学预防辅导员的关注人数也减少了一人,校长关注的毕业率也可能因此得到提高。

焦点解决模式中学毫无疑问可以为普通中学提供以下两方面非常有价值的支持:第一,可以接受来自普通中学的转学生,可能帮助改善转学生的行为问题、出勤率和毕业率。第二,当地学区因为有了这样的非传统中学而受益,因为非传统中学可以为学生定制个性化教学方案。特别是焦点解决模式中学,能够帮助特殊学生提高学业要求,让特殊学生缩小与其他学生的成绩差距。我们遇到了许多抱有同样观念的教育工作者、心理健康专家和学校改革者,他们想要知道采取怎样的策略才能说服学校和社区领导者,让他们相信在自己的区域内需要这么一所焦点解决模式中学。他们想要知道该如何推广这一理念。推广焦点解决模式中学,应围绕其能为学生提供合适的教育教学方案这一点开展,因为这正是社区领导者和家长都特别关注和需要的。学生的教育需求推动了焦点解决理念的推广和应用。因此,在推广和设计焦点解决模式的非传统中学时,非常关键的一步就是看其是否能够满足特殊学生的教育需求。这一点同样适用于您想将一所教育机构或非传统中学改造成一所焦点解决模式学校,传统的教育机构或学校更多地采用惩罚、关注问题的方式开展工作,但是这并不能提供符合比基础教育标准更严格的课程。

为"问题学生"寻找支持者

在诸如像非传统中学这样的特殊项目中必然会在它们的教育领导层中出现一些项目拥护者。1997年,兴办加尔扎中学的首任校长维多利亚·鲍德温在既没有办公室也没有预算的情况下,用5个月时间建起了一所非传统学校并且完成了教职工的招募工作。乍一听起来,这似乎是一项不可能完成的任务。然而在那个时候,奥斯汀的市级主管就是她创立这所中学的一大支持者,因为当时的奥斯汀市辍学率不断上升,急需一所预防辍学的非传统中学。在当时的情况下,市级主管就是学校的拥护者。不过总体来说,规划学校项目比较重要的第一步是获得区级管理者的支持。高层关系能够帮助管理者寻求潜在的资金支持和急需的社区资源。找出谁是支持"问题学生"教育的拥护者是一个非常重要的起点,以便与学校领导们开始对话,并着手创办一所焦点解决模式中学。

在与潜在支持者谈论焦点解决模式中学的理念时,或者想用这个理念对潜在支持者产生一点影响时,选择时机非常关键。我们需要选择有人需要一个解决方案的时刻来沟通,例如新领导就任时,或是学校因没有达标而面临处罚时。此时沟通的大门是敞开的,学校的管理者更容易接受新理念。一旦学校管理者对本理念产生信任,他们就会想办法去解决资金、学校董事会的政治要求和社区事务办理等问题。创始人和学校管理者可以携手合作,向上一级的学校董事会宣传焦点解决模式中学的新愿景,并将学校的使命写入政策。

焦点解决模式中学之运营成本

焦点解决模式中学的运营成本是众多学校管理者心目中的头等大事。事实上,焦点解决模式中学相比大型公立中学来说,花在每个学生身上的成本肯定是更高的。不过更重要的问题是:这样的花费是否值得?加尔扎中学花在每个学生身上的成本要比其他中学高三分之一,主要用于提供小班授课,以及更多的心理辅导和心理健康支持。但是,"问题青少年"能够顺利毕业,甚至继续接受高等教育而给社会带来的长期收益可以补偿所产生的额外支出。这些学校的成功和相关统计数据证明了一切。学校每一年的课程完成率都在80%以上,同时有80%以上的学生能够接受高等教育。学生的考试成绩始终与全州平均分持平甚至更高。例如,2017年得克萨斯州SAT平均分值为批判性阅读466分、数学478分,与之相比,加尔扎中学的平均分值为批判性阅读549分、数学522分。

开办一所焦点解决模式中学时,获得办学场地可能是其面临的最重大挑战之一。拿到办学场地并且妥善配备教学条件可能会花费高昂。选择办学地点是一项重要决定,因为它关系到学习环境的生态情况,还必须考虑能够获得适当的资源。非传统学校通常被安置在老旧的建筑里,对于一项创造性和创新性的教育项目来说,此类地点无法满足要求。办学地点是否拥有足够的设施来满足学生的教育需求至关重要,焦点解决取向的氛围需要在教职工和学生之间建立安全感和信赖感。这将是"问题学生"重新接受教育的校园。对于学生来说,整修一新的校园、先进的技术、吸引人的空间这几点都非常重要。物理环境能够向学生传递他们值得被尊重并接受优质教育的信息。

我们再以加尔扎中学为例。它坐落在20世纪30年代的一座小学大楼里,但是所有的建筑立面都重新进行了粉刷,采用适当的技术进行了翻新,做了景观设计,配置了齐全的设备,并且做了装饰,让学生和教职工都觉得学校具有吸引力并备受激励。一直以来,高科技及以学生为中心的办学理念都在指引着我们关注学校的物理空间和教学氛围。如今,加尔扎中学的墙壁上挂满了学生色彩鲜艳的艺术作品、雕塑、励志名言,所有这些都与一座为学生设计的翻新建筑相映成趣。校园被社区花园所环绕,偶尔会有一匹小马或其他农场动物出没。

对于19岁的拉丁裔男孩伊莱·塞尔达这样的学生来说,墙上挂着的艺术作品让他想起了自己渴望成为的人。伊莱·塞尔达是作为辍学者来到加尔扎中学的,他所在的大家庭由艺术家组成。他的父亲建立了计算机网络设计,并鼓励伊莱在计算机上进行艺术创作。伊莱因抑郁而难以毕业;在他第二次住院并从一所私立学校辍学后,他去了加尔扎中学。根据伊莱的说法,在进入焦点解决模式学校之前,他从未想到过会有一所学校会重视他,并且还重视他对艺术的兴趣。来到焦点解决模式中学后,伊莱在20岁生日前完成了他的课程,并且计划在毕业后将艺术和音乐结合起来,他想要从事制片人一类的职业。伊莱说,焦点解决模式学校内的环境一直在影响着他:"每天都提醒我去创造美妙的艺术。"

焦点解决模式中学之领导力

焦点解决模式中学管理层团队的组成和运作应当经过深思熟虑。加尔扎中学的管理层团队包括一位校长,一个由一位副校长、一位学生服务联络人（最具代表性的是首席学校辅导员）、一位大学和职业生涯辅导员、一位厌学预防专家以及一些社会工作者和其他在社区开展推广活动的人员组成的管理层。管理层团队的所有成员与校长一起为每个学生建构解决方案而工作；学生顾问团同时也是校长的顾问团。如果希望创办焦点解决模式中学，我们建议在初始管理层团队中加入至少一位受过焦点解决培训的专业人士。在学习焦点解决的理念和方法时，可能需要花时间学习一些新的语言和思维模式，但是只有通过实践才能更熟练地运用。配备专门人员负责焦点解决的培训，这将有助于整个团队保持焦点解决的思维模式，如果这位培训人员有教育领域的相关经验，那么工作可以推进得更快速。这位焦点解决专业人员可以是顾问、社会工作者或是其他心理健康的专业人员，同时他还将是学生服务团队的支持人员。

同样重要的是，学校管理层团队还应该包含一位课程专家，因为焦点解决模式中学需要开发有创造性、激励性和灵活性的课程。一名刚刚年满18岁的加尔扎中学学生凯里说道："我以前的学校不是我应该去的学校。我用和其他同学不同的方式学习时，我就落后了一大截。"焦点解决模式中学会针对凯里以及其他面临类似学业挑战的学生们，帮助他们通过自己设定学习进度，并以目标为导向设计课程来应对这些挑战，使学生能够根据自己的需要调整课程，并针对以前学习遗漏的地方夯实基础。凯里接着说道："我现在可以自己定进度，按照自己的时间做功课，这就是我来的原因。学校允许我根据自身最大的能力去做功课，不会被老师和其他学生分散注意力。"有关课程和指导说明的具体方法将在第六章中详细说明。

首先，管理层需要以团队协作的方式来运作。管理者必须遵循焦点解决的原则，建立兼具灵活性和协作性的管理架构，建立清晰一致的操作规范，以便每个人都能遵守并执行。其结果是在学校系统中形成一套灵活且充满协作性的培养机制和问责机制。要想让学生取得成功，对学校每个人的工作都要高标准严要求，同时也要让每个人都得到同等的关怀和尊重,教职工能相互支持彼此的工作,尽量减少教师和学生支持团队成员之间常见的权力斗争,否则无法实现学生获得成功的终极目标。加尔扎中学的一位辅导员表示:"来到这里最棒的是,我们可以在办公室里开展焦点解决模式的工作,并且知道会得到其他同事的支持。"

"问题学生"对学校管理者之间存在的矛盾会非常敏感和情绪化。管理中的问题很快会转化为学生的问题。其中有两种常见的管理问题。一种是管理层建立了一个过于僵化和集权的治理架构,阻碍了管理层和其他人之间的沟通,从而导致矛盾被掩盖,进而加剧权力斗争。这可能导致校园里更紧张的情绪环境、被动的攻击性行为、对权威的挑战以及"问题青少年"的行为失控。第二种常见的问题是管理层建立了一个宽松的治理架构,没有提供足够的指导、监督和问责制度。这也会导致"问题青少年"的行为失控。当自由空间太多时,可能会削弱学校领导层及教职工对学生的影响力,以致无法有力地教育学生或处理他们的日常问题。因此,学校管理层需要在制订一致的约定和听取学生意见之间灵活地保持平衡。最重要的是,领导者们需要有坚定的决心、和谐的关系和团结的沟通。这并不意味着不能发生意见不合,而是在意见不同时,管理层需要通过协商沟通来达成统一的解决方案,以保证每个人都可以在目标一致的情况下工作并获得尊重。如果管理层的工作目标不同,那么"问题学生"将会受到影响,学生们甚至可能在无意中卷入这些冲突或者反映出领导和学校系统的问题。

焦点解决模式中学之招聘策略

对于焦点解决模式中学而言,招聘工作人员的视角与传统学校并无不同。在面试时,焦点解决中学的创办人主要寻找那些愿意为面临行为问题、多重困难、歧视、可怕的丧失或创伤性事件的学生而努力的管理者。那些拥有课堂经验，能够展现出自身的灵活度，并且愿意学习一种新的方式来理解学生、教授课程的教师往往是最佳人选。校长的重要性怎样强调都不过分，与其说重点在于其个人特质，不如说是其个人对于焦点解决模式的奉行态度。加尔扎中学的创始校长在气质上与现任校长大不相同，但他们都是专注于焦点解决的领导者。一位加尔扎中学的校长助理表示：

"我们的老师真的很关心学生，但我认为我们之所以成功，是因为校长能够选择或启用同一类型的人为她工作。如果她没有那么专注，没有那么友好或开放，那么我们谁也不会是这样的。"

校长直接参与招聘焦点解决取向的专业人员是最好的。招聘时可采用的一种策略是首先将教师选作助手，在他们了解并认同焦点解决的思维方式后，再在相关岗位开放时对其面试教学职位。面试时，招聘委员会不应选取特定的面试问题，而应使用焦点解决式的问题来了解申请人的教学理念。问题可以根据情境修改，以帮助招聘委员会了解应聘者对焦点解决理念的理解。例如，"在这类'特定挑战'情形下，你会如何回应学生？"如第一章提到的例外问句，要求人们思考在什么情况下问题没有发生，或是描述其过去解决此类问题的方式，同时针对教师可能遇到的问题行为做假设描述。例如，"告诉我你帮助一个学生走向成功的经历"或是"告诉我你在课堂上成功进行纪律管理的时刻"。申请人可能之前并不具备使用焦点解决取向干预方法的知识，尤其是在刚刚开办一所新学校时，但是这些问题能够反映他们面对问题时的基本态度，即能够反映他们是否适合在这所非传统中学工作。

例如，应聘者大部分时间是在谈论自己还是学生？当讨论某个学生所遭遇的困难情境时，他们是在描述学生做错了什么，还是在谈论学生和他们自己是如何解决问题的？在讨论纪律时，他们是在描述一套严格的规则,还是对于一致性和如何帮助学生成功有着一种灵活的思维模式?

总的来说,焦点解决模式的非传统中学必须起用思维灵活的团队成员,他们有终身学习的动力,并且真心实意关心和相信学生。

焦点解决模式中学之教职工培训

焦点解决模式学校建立伊始,就必须重点关注培训,随着学校的不断发展,持续的培训应成为校园文化的一个标准组成。管理层团队的两类关键专业人员可以在这些培训中发挥重要作用:课程专家和焦点解决的专家。因为加尔扎中学的员工多年来一直在这种文化中浸染,所以学校内没有焦点解决入门级培训课程。但是,对于现有的和新办的非传统学校,如何进行入门级培训或入职培训对所有工作人员来说都非常重要,因为要保证所有的教职工都能达成共识。

加尔扎中学的创始校长维多利亚·鲍德温最初抱持的理念是为全校教职工培训。为每个人提供培训至关重要,这样任何人都可以帮助到学生。一位管理人员说:"数据员、登记员、宿舍管理员都在内,因为校长说任何人都可以成为支持者。"另一位老师说:

"我们的一位宿舍管理员和许多孩子的关系都很密切,他一直是我们有力的支持者和行动标杆。他打市级篮球赛,并为此招收了我们的一些孩子。他会和孩子们谈礼仪和责任感,非常棒。"

焦点解决的培训应由焦点解决流派的专家带领进行(可以是学校社区以外的专家),由其向非传统中学的每个人介绍如何进行焦点解决取向的对话。但是,更重要的是要迅速培养学校内能够接手培训的员工。最初,加尔扎中学是由来自得克萨斯大学奥斯汀分校、史蒂夫·希克斯社会工作学院的焦点解决专家以及焦点解决短期治疗的创始人进行培训。但是每个学校都必须找到自己的培训资源。就加尔扎中学而言，最初的培训方式包括与管理层团队的沟通、专业的工作坊以及课堂辅导。加尔扎中学进行焦点解决培训的具体方法目前已在其他资料中发布，可参考这些资料来了解相关培训的详细信息（Franklin & Guz, 2017; Franklin, Montgomery, Baldwin, & Webb, 2012）。

持续的专业发展

尽管为了建立焦点解决思维模式需要开展入门级培训，但最重要的还是在整个学年中不断开展相关培训。学习焦点解决的教育方法最好的方式是实践焦点解决思维。实践活动可以通过教职工会议持续进行，通常是以管理者或工作人员进行角色扮演的形式开展。在实践过程中，需要一些时间，还需要一些非评判的安全空间，来练习可能出现的具有挑战性的案例。在加尔扎中学，实践活动在双周会上开展。在会上，工作人员会对学生们遇到的困难情况进行角色扮演。

举例来说，有一次出现学生们上课时间在走廊里走动、不按时上课的迹象。校长从管理层团队了解到这一情况后，将问题以角色扮演的形式带到了员工会议上。老师们既扮演学生又扮演教职人员，尝试找出对学生的不同回应方式。通过尝试两种不同的应对方式，一种是错误的应对（大喊："马上滚回教室！"），一种是符合焦点解决模式的应对（询问学生："如果不能按时上课的话怎么学习功课？"）。通过对不同应对方式的展现，教职工能够更深切体会到，在与学生进行焦点解决取向的对话时，什么样的语音语调和用词是更加合适的。此类角色扮演的另一个关键部分是它能够提供非评判的空间。终身任职的教师在这样的实践课程上学到的内容与新来的辅导员一样多，他们都可以学习相互合作、倾听和尊重。

除了上述不太正式的角色扮演之外，还可以组织正式的研讨会。校长不主持研讨会，这样可以避免管理职能和培训职能的混淆。例如，最近加尔扎中学的大学和职业生涯辅导员举办了一场研讨会，主题是"如何回应学生课堂上提出的关于大学的问题"。教职人员能够学到一些有用的方法来回应对大学没有兴趣的学生。校长也作为学习者参加了这次研讨会，并为其他员工树立了专业的榜样。教职人员学会了用这样的问题回应："你有没有想过要上大学？""过去谁曾鼓励你去上大学？"以取代不太有效的官方回应，例如，"这是规定，你现在需要和辅导员见见。"

哪些学生适合加入焦点解决模式中学？

典型的非传统中学招收的学生都是因各类原因导致的"问题学生"。例如，加尔扎中学作为一所非传统学校，必须有75%的学生属于"问题"类别（例如，低收入、怀孕、无家可归、少数群体）。大多数教育工作者都熟悉问题分类，但是标签化和统计数据对于这些学生的实际生活经历和所面临的一系列问题来说并不公平。一名加尔扎中学的学生因怀孕离开了之前的学校，在一次调查采访中说：

"我大概在去年2月左右就没再去上学。之后的3个月也没去。我怀孕后就没怎么去上学了；基本没去。我就是不想去。我知道这不是解决办法，我知道我应该要毕业，不过当时肯定不可能毕业了。"

加尔扎中学的其他学生也曾谈起他们自己和家庭成员的药物滥用和心理健康问题。一名学生说：

"我几乎每天都是抽了大麻之后才去上课。我以前的中学有很多可卡因交易，我也曾在洗手间交易过几次。我每天都抽大麻。"

另一名学生谈到了她妈妈酗酒影响她生活的事情：

"在我八九岁的时候，我妈妈和我爸爸离婚了，她开始酗酒，和男人约会。有些男人会打她，有些人则像疯了一样。"

另有一名学生谈到服药过量的事情：

"我并没有故意试图自杀，但是我服药过量了，我妈妈发现我在浴室里不省人事，救护车来把我拉走了。我被送到急诊室，他们给我服用了活性炭，帮我把体内的药物去除掉。我整个高二年级都在医院住院。"

还有一名学生谈到了她的家庭问题，涉及药物滥用问题：

"嗯，我爸爸有严重的酗酒问题，他是个十足的酒鬼。我妈妈经常抽大麻。我爸爸喝酒但不喜欢抽烟，我妈妈抽烟但不喜欢喝酒，这让事情变得更加艰难。我、我哥哥、乔（朋友）我们几个在聚会开始后都会趴在纸上抽大麻，嗯，我只喜欢这个。我妈妈也和我们一起在纸上抽，我爸爸像是被我们抛弃了。在过去的3年里，我们一直在努力想要达到一个能让所有人满意的状况，不过很难。"

一名毕业于加尔扎中学的学生提供了一个鲜活的例子，说明她与母亲的关系如何干扰了她的学业：

"她（学生母亲）让我把需要的东西都收拾好带走，再也不要回来了。所以，我打包了行李。我当时一直在哭。然后，我走出去给我的前男友打了电话，让他来接我。我在外面等待时，她拿着一把大砍刀跑了出来。我的意思是，她看起来像是疯了。她把我的包夺走。我开始尖叫。那时大概是凌晨4点多。我在外面大喊大叫。那个女人拿着刀,我真的吓坏了。我前男友来了,他想办法让她冷静了一点,最终她让我们走了。我知道我不能和她待在家里。所以我走了,之后分别在不同的人家住上几天。最后她打电话让我回家,我们像往常一样解决了这个问题,但是那些可怕的情绪仍然留在我心里,一直在慢慢恶化。我经常和我妈妈发生这样的事情。"

焦点解决模式学校如何录取学生?

像前面描述的那样,不能强迫学生进入焦点解决模式中学,因为这违背了学校的办学精神。这所学校只是学生们的一个可选项。学生拥有决定权,他们可以自己做选择并说:"我喜欢这个学校。我想来这里。"学生来参加面试,争取录取机会。这就形成了这样的办学理念:每一个在焦点解决模式中学就读的学生都是自己选择前来的。

一名学生在一次研究采访中说,她之所以选择来到加尔扎中学,是因为她想要一个不同的学习环境:

"我不能随心所欲地来来去去,这里的人是真正理解你的。我学到更多,因为这都是我自己学的。事实上这些都得靠我自己安排,这虽然很难,不过和其他学校指定给你的不同。你知道的,在常规学校他们会给你指定课程。你需要完成一些练习题,然后就没什么了,你什么也学不到。在这里,你必须做研究,你必须自己解决问题。你可以寻求帮助,但他们不会直接给你任何方案。"

这种新式的焦点解决模式中学开始招生时,消息很快就传开了。所在学区辅导员和管理人员会向面临辍学风险的学生宣传自定进度的学习方法。但这通常不是用海报或新闻发布广告那样宣传,而是学生、他们的父母(如果适用)和辅导员之间进行的一场简单的对话,向他们说明完成学业的另一种选择。我们建议避免使用常见的那种印刷广告,以防学生进入辅导员办公室时感受到"我们"和"他们"进行对比的羞辱感。取而代之的,是由辅导员或老师口头向学生描述学校,然后由学生选择去这所新式非传统中学进行面试。

一旦学生对可能进入焦点解决模式学校就读产生兴趣,该学生就可以来和校长进行面谈。在正式面试开始前会由校长进行一次谈话,向学生解释面试是双向的。这意味着不仅校长在面试学生,学生也在面试校长。在面试时,校长会引导学生提问:"这所学校适合我吗?"同时,管理者也会考虑学生是否适合学校。如前所述,重点还是放在学生的选择上:学生想来这里吗? 如果没有这个选择的过程,学生将感觉被分派到了一所惩戒中心,而不是自己选择了一次有可能解决问题的新的受教育机会。在实际面试中,学生会被问到一些问题,例如:"在你以前的中学里哪些方式是有效的?""哪些方式不起作用?""我们学校怎样做会对你完成学业更有帮助?"

校长还将解释建构解决方案的方法,学校是怎样关注未来的,学生可以从头开始,甚至可以表示:"过去教育过程中发生的一切都已经过去了,你可以选择在这里从头来过。"此外,校长会向未来的学生强调学校的高标准,以及对相互尊重的期待。秉承着同一理念,不仅工作人员需要保持高标准,同时也会期待学生用更高的标准来要求自己。

加尔扎中学有一个传达这些期望的荣誉准则——《加尔扎荣誉准则》,希望所有人都:

> 时刻展现出个人的尊严与诚信;
> 选择合作而不是对抗;
> 展现对自己和他人的尊重。

校长会口头要求意向学生承诺遵守这一荣誉准则,表示:"我会尊重你,反过来我也希望你尊重我。你觉得我这样说如何?"校长还将向学生解释,如果学生在达到这些更高标准时遇到困难,学生支持团队将帮助学生建构达成这些目标的解决方案。

我们鼓励学生在面试中要非常坦诚,因为这些问题没有标准答案。与焦点解决的思维方式一致,校长是在找出允许学生进入学校的理由,而不是拒绝学生的理由。管理人员需要考虑的是学校是否具备充分支持这位学生实现毕业目标的能力,而非寻找能够用正确的方式做出回应的学生。现在这个学生的生活状况具备支持他顺利完成学业的条件吗?如存在无家可归等特殊困难的学生,学校将需要列明如何能为他们提供最佳支持的详细计划,计划可能包括:与学生收容护工建立联系,以及餐食计划等。管理人员必须考虑学校的学生支持团队是否有适当的资源来为这名学生提供最佳支持。如果有的话,那么该学生就能被录取。

新生入学指导

一旦学生和校长都认为焦点解决模式学校适合该学生,同时学生也接受这个机会,接下来就会安排学生参加入学指导。正如工作人员必须接受这种新的焦点解决思维方式一样,学生也需要参加入学指导,以帮助他们适应这种新的焦点解决教育、自定进度的模式和新的学校环境。入学指导通常会涵盖学生进入一所新学校后的所有后勤信息:关于学校及其办学宗旨的信息、与学生辅导员的一次单独谈话(充分说明毕业所需的学分以及何时可以获得学分)、收到并了解学习时间表,以及参观学校。在进行入学指导时,也会要求学生们对自己的未来做一些思考并设定目标。在引导学生思考时,通常会采用焦点解决中的未来导向问句、奇迹问句,以及目标设定。例如第一章提到过的奇迹问句,老师会要求学生想象问题解决后的未来,帮助学生表达他们想要达到的目标,与此同时关注学生在认为问题更好地解决或不存在时,会做哪些不一样的事情,会特别请学生描绘开始出现不同时观察到的现象。还可以采用关系问句,关系问句可以帮助学生进一步思考他人对其所做事情的反应。例如,可以请学生去想象奇迹已经发生,他们的教育问题得到更好解决之后,他们会做什么不同的事情?或者让他们向前看,谈论一下毕业后打算做什么?还可以进一步询问学生谁会为他们感到骄傲,或者别人会对这些成就做出怎样的反应?这些奇迹问句和关系问句等焦点问句并不仅仅是让学生发挥他们的想象力,这些问题能够激发学生的动力,并引导他们不断思考目标和解决方法。

让一些教育工作者感到惊讶的是,学生入学指导并不会直接给学生培训焦点解决,而是通过面试和入学指导过程中的体验来向学生传达建构解决方案的思想,这些思想会在学生就读这所学校期间得到进一步证实,在此期间学校会不断使用焦点解决的问句和语言。通过与工作人员的对话,以及观察工作人员相互之间的交谈,学生可以很明显地感受到焦点解决的对话。按照"随进""随出"的自定进度模式,新学校可能会为所有学生举办一场规模更大的入学指导,之后在办学过程中,每两周开展一次入学指导。

专业发展下的学校实践:案例展示

在加尔扎中学的一次员工发展会议上,校长坐在教室后方,来自得克萨斯大学奥斯汀分校的一位教授正在做讲座,主题是关于如何在学校应用焦点解决。讲座内容包括了角色扮演以及可供教职人员在课堂上运用的实用知识。加尔扎中学最近雇用了几位新教师,与此同时,有多名有自杀倾向和心理健康问题的学生入校。两方面原因综合起来,让校长认为是时候请一位焦点解决的专家来帮助大家进修一次了。

一位新来的老师在教室前面专心听讲。古兹曼先生的班里有几名自残学生,他们被诊断出患有双相情感障碍或抑郁症。尽管这些学生曾在加尔扎中学和社区接受心理辅导,但是古兹曼先生仍然希望能够在课堂上为这些学生提供支持。

对于古兹曼先生来说,这不是他班上第一次有自残或其他心理健康问题的学生。他以前在另一所中学任教时,经常看到学生胳膊和腿上有新的伤口。在这种情况下,古兹曼先生都会去找学校辅导员,不过由于学校太大,人手也不足,因此古兹曼先生从未收到过对学生状态的后续跟进。此外,古兹曼先生感觉自己没有做好在课堂上帮助这些学生的准备。

在培训过程中,古兹曼先生和其他工作人员一起做了角色扮演,并且实践了焦点解决的技巧。培训结束后,韦布博士询问古兹曼先生对这次培训的感想。

古兹曼先生说道:"很高兴我们举办了这次培训!加尔扎中学的学生都很焦虑,我希望能够在课堂上给予他们支持,这次培训让我相信自己可以做到。"

韦布博士微笑回应道:"能听到你这样说真是太好了。我们一直想要为我们的工作人员和学生同时提供支持。还可以让社区帮助这些学生取得成功。"

培训结束后,古兹曼先生与他认为班里面风险最高的几名学生进行了谈话,并向学生服务团队(一组负责跟进困难案例的教师)、辅导员和学校社工转介了几名学生。在转介这些学生时,古兹曼先生发现转介过程直接、简单并且有效。他得到了来自学生服务团队、辅导员和学校社工的跟进反馈。事实上,其中一位学校社工是直接走进教室来帮助一名一直在哭泣、有自杀倾向的学生。古兹曼先生不再是一个没有能力帮助学生的老师,他开始觉得自己不仅是学生教育团队的成员,而且还是心理健康干预团队的成员。

要点牢记
- 如果想要为"问题青少年"建立一所焦点解决模式中学,那么学校管理者必须理解并接受焦点解决的思维方式,并全面实施焦点解决的模式。
- 非传统中学内所有人相互信任、尊重和合作,这有助于创建一个有凝聚力的校园共同体;这些是为"问题青少年"提供教育的必要条件。
- 焦点解决模式学校里的每个人都必须持续接受焦点解决取向的培训,并获得支持。
- 焦点解决模式的非传统中学是给其他中学教育的支持方案,必须是一所独立的中学,并且受到社区内教育管理层的重视。
- 焦点解决模式中学的教学成本更高,但是教育成果和对社会的贡献值得更高的投入。
- 聘用的管理人员必须专注于焦点解决的模式,并且渴望创建一个能够把所有人都纳入支持队伍中来的校园共同体。
- 聘用的教师最突出的一项品质必须是能够真心实意帮助学生完成学业并获得属于自己的成功,同时还需具备灵活性和学习能力。
- 在招生面试中,学生必须始终拥有决定是否加入这所焦点解决学校的权利,面试中,学生可以询问:"这所学校适合我吗?"校长可以自问:"我们能为这名学生提供最佳支持吗?"

总结

本章介绍了如何建立一所焦点解决模式的非传统中学。整个学校教职工都需要具备焦点解决的思维模式并接受相关培训,这样才能开办和持续经营学校。学校人员之间的关系是一所焦点解决学校能否成功的核心,其中包括管理人员、教师、学生、家长、社工和心理健康专家。信任、尊重和关注解决方案的对话氛围对于学校内的日常互动至关重要;这些合作关系是帮助"问题青少年"完成学业的基础。本章做了总体的概况介绍,说明了诸如获得学区和社区支持、建立管理层团队、落实资金和人员、选择学生、为所选学生提供入学指导以及进行以焦点解决取向的培训等内容。尽管本章是基于从零开始创办焦点解决中学的角度编写而成,但本章的内容也有助于将现有的教育项目转变为遵循焦点解决模式的学校。

注意

本章所提供的案例都来自调研访谈,对象是非传统中学的学生以及与他们相处过的工作人员。为确保保密性,姓名和部分信息有所修改。其中部分访谈是在得克萨斯大学奥斯汀分校霍格心理健康基金会的慷慨帮助下完成的,在此致谢。

参考文献

Franklin, C., Guz, S. (2017). Tier 1 approach: Schools adopting SFBT model.In J. S. Kim, M. S. Kelly, & C. Franklin (Eds.), Solution-focused brief therapy inschools: A 360 – degree view of research and practice principles (2nd ed.). New York,NY: Oxford University Press.

Franklin, C., Hopson, L., Dupper, D. (2013). Guides for designing alternative schools for dropout prevention. In C. Franklin, M. B. Harris, P. A. Allen-Meares (Eds.), The school services sourcebook, second edition (pp. 405 – 418). New York, NY: Oxford University Press.

Franklin, C., Montgomery, K., Baldwin, V., Webb, L. (2012). Research and development of a solution-focused high school. In C. Franklin, T. Trepper, W. Gingerich, & E. McCullum (Eds.), Solution-focused brief therapy: A handbook of evidence based practice (pp. 371 – 389). New York, N Y: Oxford University Press.

第三章

如何构建焦点解决取向的合作关系

开篇故事

赛斯在秋季学期的中期来到冈萨洛·加尔扎独立中学。他在之前的学校里经常旷课,很少完成家庭作业。在家里他也是个刺儿头,会言语攻击母亲和弟弟,甚至暴力威胁他们。赛斯的母亲单身、收入很低,已经完全被他吓住了。因此,赛斯在家很少得到约束和管教。

赛斯来到加尔扎中学后,外貌很显眼,他个子很高,体格健壮,但是他从不刷牙、洗澡,也不使用除臭剂,因此身上总有一股浓烈的体味。尽管他的声音比较柔和,但是他总是带着刻意的轻蔑语气。很快工作人员就意识到,与赛斯建立关系需要做一些工作,因为他的表现不讨人喜欢,他自己也刻意疏远他人。不过,在焦点解决模式学校中,师生关系是建立合作关系的重点,这对于建构解决方案至关重要。

赛斯开始上课后,迷上了计算机科学。他走进计算机科学教室时,立刻被一排排闪闪发亮的课桌吸引住了。

由于他来自低收入家庭,因此计算机,特别是最先进的台式机对他来说都是新鲜事物。在课程正式开始之前,赛斯已经登录电脑操作界面了。科任老师阿玛丽女士注意到他表现出的强烈兴趣,向他做了自我介绍。赛斯看了看阿玛丽女士,静静地回答:"你好。"

阿玛丽女士回以微笑并开始上课。她注意到赛斯很容易就能跟上教学内容,可以自己完成很多事情。直到要换教室时,他仍然全神贯注于电脑,忘记了时间。阿玛丽女士提醒他需要走了,不过向他表示:"如果你愿意的话,欢迎你在午餐时间过来。不过记得不能在计算机旁吃东西。"

赛斯在午饭时间回到阿玛丽的教室,询问是否可以使用计算机。

阿玛丽女士回答道:"当然可以,赛斯。如果你需要指导的话,随时来找我。"

几周后,赛斯与阿玛丽女士建立起了合作关系,并且还和其他几名在午餐时间来计算机科学教室的学生建立了友谊。尽管他在其他教室仍然很沉默,基本不与其他学生走得太近,但是他独来独往的举动有所减少,这一改变帮助他赢得了友好、负责和聪明的新名声。这是赛斯第一次在学校获得正面的名声,这也是他第一次感觉到有老师喜欢他。他还逐渐认识到老师是一群耐心且表里如一的人。他在焦点解决模式中学所建立的积极合作关系为他未来成功毕业铺平了道路。

赛斯在入学两年半后成功毕业并进入一所四年制大学,进一步发掘自己对计算机科学的兴趣爱好。

引言

大多数学校的社会工作者、辅导员和教育工作者都知道,与学生的关系对于学生的参与度、学业成绩和辍学预防都至关重要。焦点解决短期治疗中的改变策略已成功应用于多所拥有不同文化背景学生的学校(Franklin & Montgomery, 2014),并且在与"问题青少年"建立合作关系方面效果非常好,尤其是非自愿学生(Dejong & Berg, 2012;Franklin & Hopson,2009)。与学生的融洽关系是推动学生在学业能力、社会情感能力和在学校得到一切进步发展的关键因素。学生如果想设定和实现自己的目标,他们必须与教职人员建立好关系,让教职人员帮助他们完成目标设定和进度跟进。通常,"问题学生"都经历过创伤、缺乏安全的情感依恋关系,缺少好的生活环境。对于学校工作人员来说,面临这些学生成长过程中的各种问题,有时候会非常棘手,但焦点解决理念和方法能够帮助老师和其他工作人员从学生的目标出发,与这些学生建立融洽关系,帮助学生实现目标。

本章为大家呈现学生和老师之间的合作关系能够带来怎样的"化学反应",积极的师生关系怎样促进学生课堂的学习效果。本章描述了在焦点解决模式下关系如何被建立、加强和维持。焦点解决的关系建构以学生为中心、以优势为改变基础、以现在和未来为导向。此外,这些技术还帮助学生设定自己的目标,并对自身的进步进行评分。为了使本章内容更加丰满,我们也会讲述实践故事和个人经验,使大家进一步了解如何使用焦点解决模式建立师生关系。

建立关系

相信从事教育工作的人,经常会听到这样的观点:师生关系是课堂教学中最重要的一部分。但是,对于如何建立这样的关系却很少有具体实用的建议或方法。一位加尔扎中学的老师指出:

"我以前常常听说要'建立好师生关系',但是一直不理解到底是什么意思。我以为就是要顺其自然。现在我知道了,辅导员和社会工作者会教我怎么去做,如何使用技能来建立融洽关系。焦点解决模式帮助我了解如何与学生建立关系。现在我掌握了这项技能,可以放心地在不同的学生群体中运用起来。"

在与各种各样的学生建立关系时，感到迷茫困惑是很正常的。老师、管理人员和教研员是各具独特背景的个体。个人背景（种族、性别、民族、国籍、性取向、阶层等）会让人对建立关系产生不同的认知。例如，不同文化和性别的人往往具有独特的人际关系处理方式。在美国，大多数从事助人行业的都是白人女性，她们在个人和职业环境下拥有特定的交流方式（Ryde，2009）。因不同背景而拥有各自不同的交往方式都很正常；但是，意识到并非所有学生和工作人员来自同一个地方，这同样重要。因此，老师和学校工作人员必须能够与来自不同背景的学生建立关系，并为其提供服务。

在焦点解决取向的环境中，学生的感受、自我评价和学生的目标都是建立关系的重点。本着以学生为中心的理念和方法来建立关系，教职员工可以确保不会把个人的价值观、判断和期望强加到学生身上。

本章所列举的关系建构技术适用于所有学生群体，因为这些方法都是基于焦点解决的核心理念：

- 以学生为中心。
- 以优势为基础。
- 以现在和未来为导向。
- 让学生设定自己的目标。
- 让学生自己评估进度。
- 强化学生的正向行为，拓展学生的进步空间。

正如加尔扎中学的一位老师所指出的，使用焦点解决取向的方法来建立关系可帮助专业人士变得更自信：

"我是一名白人女性，在一所焦点解决模式学校教书。我们的校园里有很多不同的学生，我发现自己无法轻松地与边缘地区的学生建立融洽关系,尤其是黑人男学生。我们的黑人男学生不能像白人学生那样轻松或快速毕业。我不知道他们需要我做什么。在学习以优势为基础的方法和焦点解决的技术之后,我现在能够更好地为黑人男学生群体服务了。现在我知道,在替他们设定期望之前,他们需要先自行设定目标。他们需要明确自己是谁,想要通过教育得到什么,而不是由我来确定。"

焦点解决实用技巧:巩固与学生的关系

怎样才能以学生为中心?

从这位加尔扎中学老师的话中可以看出,焦点解决的方法是帮助师生建立融洽关系。在焦点解决的学校建立人际关系时要以学生为中心,这意味着关系是围绕着学生的需求来建立。这个观点虽然听起来简单明了,但要实现它却需要刻意练习。例如,以学生为中心时需要持之以恒的耐心。

在建立关系时,重要的是要记住,建立人际关系最终是为了学生。当建立融洽关系耗费很长时间时,人很容易感到不被接纳、很沮丧,即使是经验很丰富的老师和工作人员也会有伤心的感受,或者对刺头学生产生怨恨,这很正常。

重要的是,我们要识别出这些感受,然后把它们悬置起来。可以通过这两个步骤:① 重新调整想法;② 照顾好自己。焦点解决的老师提到,当沮丧或伤心的感受冒泡时,做这两件事很有帮助。一位老师说道:

"我已经教了15年的书,当与某个学生很难建立关系时,我仍然会有伤心的感觉。在学生们不理睬我或拒绝我的时候我会伤心。我来教书就是因为我天然地在乎别人,我很容易受到这种感觉的伤害。但是,我是一个专业的成年人,而这些学生却是经历过伤痛和创伤的青少年。对他们来说,很难对人产生情感依恋,我必须意识到他们来自怎样的环境。我需要主动去找他们,而不是期望他们来找我。另外,我会在工作之外好好照顾自己。尽管学校没有教,但是我自己需要。这些学生不是我的家人,也不是我的孩子。在我照顾好自己后,我就可以更好地工作,同时在事情很难做时,我也更容易调整自己的想法。"

这段话直接触及以学生为中心的核心:主动去找学生。不要因为学生不与你建立关系而生气,退一步想想你自身的角色。举例来说,如果学生主动地在校园找老师谈心或是在开学之前来拜访老师,老师应该会比较喜欢,但是,并非所有学生都具备建立这种关系的能力。如果一名学生在家中处境艰难或是正在一些困境中挣扎,对他来说建立关系可能就是一项挑战。该名学生来上课时很少与老师讲话?可以接受!好的一方面是学生仍然来上课。主动去找学生意味着要有耐心,对待学生的态度始终如一,接受他们目前所能做到的一切。

为了让对话起到推动改变的作用,牢固的师生关系至关重要。师生之间的一系列积极互动,有助于双方建立起信任而融洽的关系,基于此,才能进行关于改变和目标的对话。对于许多在焦点解决模式中学的学生来说,与成年人建立融洽的、良好的情感依恋关系很困难。建立恰当、健康和有意义的人际关系的技能不是人们与生俱来的,而需要通过学习来获得。如果家庭关系健康,监护人充满关爱,那么许多人在家就学会这项技能了。学生的这项技能在入校后得到加强,从而可以进一步拓展技能甚至发展成个人优势。

然而,对于非传统中学的学生来说,他们可能从未在家学到过建立融洽关系的技能,这项技能也没有在学校得到加强。即便他们学到过，也很可能因创伤、精神疾病或药物滥用等原因而受到干扰。焦点解决的学校环境可能是少年们第一次与成年人或老师发生积极互动的场所。老师和学校工作人员必须先要确定学生的过往经历，才能有针对性地做出回应。如果我们要和学生进行关于目标和改变的对话，需要在了解学生脆弱的一面后，才可以着手去找学生。

一名加尔扎中学的老师提到她之前是如何在教室中主动与学生进行交流的。她说：

"我们有一名学生很安静、很孤僻。他经常低着头。我走到他身旁时会拍拍他的肩膀，这时他通常会抬起头来。有一天，在我拍了他肩膀后，这名学生并没有抬起头来。我问他功课做得怎么样了，他说他失去了做功课的动力。于是，我问他发生了什么。他说午餐时他被留堂了。因为他不是三年级生，所以午餐期间不能离开校园，他真正在意的是被限制了自由，而自由是他很期待的。接着他表达了对其他问题的失望，我留意倾听。之后，他顺利地做完了一部分功课。我很高兴之前我已经开始和他建立关系，这样他才能与我谈他的烦恼，从而在上课时更有成效，并完成功课。"

如何以优势为改变基础

焦点解决在应用于建立关系时，另一个核心理念就是以优势为改变基础。"以优势为改变基础"意味着需要主动识别学生身上的积极方面。面对上课时不与老师交谈的学生，悲观一些的看法可能会是："好吧，这个学生从不参与互动，看起来很闷。"而与之相反，以优势为出发点时的想法则是："不错！那个学生从不缺课。他都准时完成功课。"虽然看起来这是很容易做到的，不过想想看，如果他从不来上课，会给学校工作增加多少困难？

以优势为改变基础的方法侧重于师生之间的真实关系，而不会采用惩罚性质的模式来让学生取得进步。这是焦点解决模式学校能让学生识别出的一个不同。一名加尔扎中学的学生说:"我注意到这里的老师们会更多地关注我身上好的方面。"

"他们不会用吓唬我的方式让我学数学,我也不会因为不理解某些东西而觉得自己很笨。在这里我能感受到尊重,所以我喜欢在这儿学习。这里不会出现那种极端情况:要么能做到,要么就不合格。"

正如这位学生所说,以优势为改变基础是一种不会产生羞辱感的方法。它会在进步的过程中留出允许犯错的空间。通常,学生都是进几步、退一步地在发展,甚至可能在一段时间内停滞不前。在以优势为改变基础建立的人际关系中,老师真正地相信学生在取得进步,即便看起来没有进步时,老师也相信这只是暂时的。

使用学生的语言

在与学生建立积极的关系时,很重要的一点是使用他们的语言。这不是说要用方言或是照搬流行文化,而是在谈及学生进步时用他们的语言来交流。第一章中有一节讲过评量问句,可以用评量问句来为学生感觉有进步的地方做评估。例如,在 1~10 分的范围内,学生可能会将完成科学课学分的目标设定为 8 分。

对于这名学生来说,8 分可能意味着"需要再完成两份作业,修完中学的理科学分",也可能意味着"终于完成在理科学分中的第一个项目"。因此,评量问句是一个很好的切入点,为学生提供支持并帮助他们朝目标努力。

当一名学生将理科的目标得分定为 7 分(满分 10 分)时,意味着其个人会对自己所取得的成就感到骄傲和高兴。老师就有机会去鼓励学生的进步,增强其自豪感。老师可以说:"很高兴你给自己定到了 7 分,你最近学习非常努力,取得了很好的成绩。"但是,如果学生给自己定到了 3 分,这就表明他对自己的学习进度不满意。对于老师来说,这是一个提问的机会:"那么我们怎么才能从 3 分变成 4 分?""为什么是 3 分,而不是 2 分?"有一件很重要的事情,那就是在学生说明这些问题,或开始定义怎样的变化才会觉得有进步时,老师要倾听学生是用什么样的语言来描述目标的。

学生可能会用各种语言来谈论自己。通常,学生的用语会反映其成长背景和特点。这就是为什么焦点解决取向的技术适用于各种各样的学生。1~10 评分量表是一个数字量表,可用它来确定和衡量进度,在学生赋予其意义之前,它本身没有实质意义。对于进步或未来发展的目标是由学生本人来定义的,而非老师。所以,学生在谈论期待时所用的语言非常重要,可以帮助教职人员以后重启这样关于目标的谈话。

在焦点解决模式中学,老师每周会和学生会面确定目标并评估进度。学生并不总是那么想和老师重新聊起学习目标,这时,老师使用学生的用词可以帮助学生重新参与进来。下面是这样一个对话示例:

老师:"本周,我要说的是你在 4 周前的学期初,说你会给自己打 10 分,因为你觉得完成美国高中文凭(GED)课程并获得高中毕业证书没有必要。你说你只是很想要和同龄学生一起在学校里学习的这个过程。"

学生:"我真的这么说过吗?"

老师:"是的。想不想看看你从第一周开始的目标表?"

学生:"想看。"

老师:"在这里!"

学生:"天啊……我刚开始只是想来上课。现在我想完成我的理科学分了。"

老师:"现在看这个有什么感觉?"
学生:"我想,它让我想起了我来这里的原因。"
老师:"哦? 帮助你想起了来这里的原因。看过了你之前的打分,那么让我们看看你现在的进展吧。"
学生:"没问题。"

在本案例中,老师使用了学生来到焦点解决模式学校后第一周的目标来帮学生重新参与到有关目标的对话中来。请注意,老师并不需要说服学生,比如用谈话很重要或吓唬学生来谈起目标。老师以学生为中心,模仿学生用语,以此来吸引学生参与。

倾听与共同建构意义

在激发学生改变的过程中,教职员工承担着各种角色:倾听学生的声音,在对话中与学生共同建构目标。第一章讨论了有目的地倾听,并反思一些重要关键词的过程,这些关键词是与变化相关的,优势取向的。回想一下该章中焦点解决的倾听、选择和建构技术。更简单地讲,这意味着老师要在学生说话时倾听他的优势和解决之道,通过提问来表达对他们说话内容的好奇,并且有意识地放大他们的进步和变化。关于如何在对话中共同建构目标、增进关系和推动改变,举个例子可能会更有帮助。下面以老师和一名学生针对其一再迟到而进行的对话为例。

学生:"我一直努力按时到校,但我必须忙到很晚,所以无法准时赶来。我在墨西哥速食店工作,基本凌晨2点后才能下班,而且通常是由我来关门。这就是为什么第一堂课我会旷课。我实在太累了,早来不了。我不能不工作,我还得付账单,没人给我钱。我一直睡不好,太累了,醒不了。"
老师:"这对你来说一定很难,又要关门,又睡不好。我能明白为什么你总是上不了第一堂课了,太累了。你说曾经很努力地想准时到校?"

在对话时,老师有目的地倾听学生讲的话,认同他的观点,并进一步有目的地选择一些能够带来积极变化的词语,例如准时到校。

学生:"是的,实际上我今天就设了两个闹钟,这就是为什么第一堂课我只是迟到了,而不是旷课。"
老师:"是的,我注意到你今天来得要早一些。所以,听起来你也很想准时到校。"
学生:"是的,我想准时到校。我得完成课程才能毕业。"
老师:"所以,准时到校对你很重要。你想毕业!"
学生:"是的,我只是太累了。"
老师:"确实很累,但是听起来你很愿意努力尝试准时到校,像今天你就来得比较早。我知道以前你都是准时上第一堂课的,那时候你是怎么做到准时的?"

在对话的这一部分,老师和学生通过讨论学生需要上完第一节课及毕业的目标,一起建构了准时上学的首选方向。老师提了一个例外问句,目的是继续建构解决之道。

正如上述案例,通过与学生谈话和倾听,学生和老师都可以获得对问题的认识,并共同确定一个可行的解决方案。通常,老师会设想学生是怎样学习的,或是遇到了什么困难;但是,在师生双方没有理解学生的目标愿景之前,无法得出解决方案。引导学生说出自己"想要什么"这一方式为学生提供了探索和表达自身目标的机会。这种谈论自己的机会通常不会出现在日常对话中,因此也是老师与学生建立融洽关系的必要一环。

在另一个例子中,一位加尔扎中学的老师谈到她如何使用倾听和共同建构作为促进改变的工具：

"我的一名学生有段时间总沉浸在各种情绪当中，影响了她每天的学习。她心烦意乱，常常哭泣，而且经常早退。我通常在束手无策时，坐下来听她倾诉，直到她停止哭泣、不再生气。尽管很管用，但这对我来说很奇怪，因为这不是我的职责所在。

我不是咨询师；我只需关注她的学习情况，所以我一直在想如何才能重新建构有关学习的话题。经过一些探索之后，我觉得自己似乎找到了一种可能改善学生状况的可行办法，我把它称作'改良版'的例外问句：'你什么时候把感受写下来过？'这件事的背景是，该学生非常乐于甚至渴望接受写作挑战，也许比我遇到的任何其他学生都乐于接受。基本上任何时候，只要该学生被难住了或是需要一个想法、思路、点子或是建议，哪怕是偶尔碰上的，她都会两眼发亮地跑去计算机上噼里啪啦敲个不停。在我知道这一点的情况下，有一次她正心烦意乱而我没时间坐下来给予她（所要的）全神贯注的关注和情感支持，这时我建议她把感受写出来。

学生点点头，走了。写什么不一定要与课堂有关，但看起来它可以让学生将精力重新聚焦或转向学习。"

在本案例中，老师将学生表达情感的愿望与学生写作的意愿结合起来。当老师没空时，老师没有坐下来和学生交流，而是利用在倾听过程中了解到的学生的长处，帮她找到自己的解决方案，和学生共同创造一项能够更好地帮助她管理自己课堂情绪的任务。

改变的曲折过程

变化不是直线向上的，也并不总是一帆风顺。这种曲折发展过程可能会让师生感到沮丧。老师为学生的成功感到兴奋，为学生不能达到预期而感到沮丧都是很正常的。遇到困境时,老师必须靠他们受过的专业训练,在工作之余照顾好自己。例如,一位加尔扎中学的老师指出,在与学生相处困难的时期,她通过赞美和情感支持重新调整了与学生的关系:

"我一直努力地、尽可能地提供正向反馈,但是这并不像人们想的那么容易。是的,对于积极的行为,人们很容易给出正向反馈,但是学生做的每件事并不都是积极的。这是一项在我意料之外的有趣挑战。因为大多时候,我们学生的行为都是积极的。"

可能会有一段时间,学生表现出事不关己、破罐破摔的状态。这就是展现我们的耐心和焦点思维至关重要的时刻。如果一名学生来上课,但几乎不交作业,那么老师可以把注意力集中在学生的出勤率上。如果学生们旷课,一定不仅仅是他们不想上课,还有其他的缘由。但是,如果学生来上课,这就是一个迹象,表明学生从特定课堂和学校里获得了一些东西。这种情况下,重要的是识别学生从课堂上获得了什么,并强化它。

一个建立关系的案例

杰森走进教室时看起来心烦意乱。他满怀心事,闷闷不乐,显然没心情学习。通常老师会马上帮他把注意力转移回来,但是今天,由于乔普拉先生了解到杰森在课外碰到了一些麻烦,于是就对杰森更加宽容一点,并且尝试了一些别的方法。

他说:"杰森,今天该交诗歌作业了。不过,你看起来有点沮丧,精神不太好。我给你点时间调整一下,我先给其他同学辅导作业,等会儿再来找你。"

乔普拉先生从杰森那里得到了无声的回应,大概意味着他同意了。10分钟后,乔普拉先生坐到杰森旁边,开始关心他。

乔普拉先生没有试图立刻让杰森开始做功课,而是让他讲讲自己的感受和挫折。

他问道:"你现在上课时有什么感觉?"

在杰森开始讲他的挫折和感受时,乔普拉先生很惊讶。杰森先说了校外发生的事情,包括他不稳定的生活状况和他目睹的家庭暴力。接着杰森说他生活的挫折经历又是怎样影响到了他上课的效果。然后他又自己找出作业的问题,并怀疑自己是否有学习障碍或"别的问题"。

乔普拉先生发现杰森此刻没有朝目标努力的动力,所以他让杰森找找例外情况。

他说:"我听到你说觉得在校的感觉不太好。回想一下,以前什么时候对在校学习感觉还不错呢?"

杰森很自然地就找到了例外问题的答案,并且表达了他对自己的观感。

杰森说:"在我确定自己能够完成一些东西时会感觉很好,比如完成一项作业或者取得一个学分时,但是在过程中间,我感觉不到自己在完成什么事情时,就会觉得心情很低落。"他还记得确实有一段时间学习的状态还不错。

"我喜欢看书,老师推荐的书我都看了,但是我却写不出什么读后感来。"

这些描述反映了杰森在学习上某些方面确实落后。乔普拉先生后来说道:

"他似乎有写作障碍。他有很强的语法理解力,词汇量适中,也很清楚自己要做什么,但是在被要求写作时,如果不是针对简单问题做特定回答这种类型,他就会变得极度焦虑和沮丧。他说他在写数学和科学作业时没有问题。尤其是数学,因为数学都会有一个正确的答案,有公式可以指导你,让你知道该怎么做。"

这时,乔普拉先生感到难以抑制的兴奋:这就是顿悟时刻!之前,乔普拉先生一直试图鼓励杰森,告诉他不必担心自己写的东西,只需要"写出来"就行。但是,现在看来,乔普拉先生发现"写了就行"的说法让杰森不知所措,因为他不知道从哪里下笔。

乔普拉先生开始寻找适合杰森的解决办法。后来,他说:"我认为开放式的作业会增加他的挫败感,因为这样的作业主题太模糊,不能解决他的问题,他需要比较明确的指引。"

乔普拉先生询问杰森,如果给他一个要写的诗的模板,再带上一份类似公式的说明辅导会不会对他有帮助?杰森说会的,他愿意试试看。乔普拉先生打印了一份他熟悉的讲义,指导着杰森一起看了讲义并给他举了例子。指导结束后,杰森立即开始运用指导原则写诗。

下课时,杰森还没写完这首诗,但他在课上最后 5 到 10 分钟写的量,远远超过乔普拉先生之前很长一段时间内看到的。杰森对自己有一定了解,比如喜欢数学公式,不会写作,但是他不知道怎么帮助自己。而杰森对自己的了解帮助了乔普拉先生,使乔普拉先生找到了帮助他的切入点。这段谈话在很多层面上都极有价值。乔普拉先生从杰森的角度了解到他生活中发生的事情,也从总体上了解了杰森的思维过程及对作业和英语课的挫折感。最后,乔普拉先生不仅看到杰森自己找到了解决办法,而且还看到他清楚地把问题表达出来,并为自己找到了出路。

牢记要点

- 师生关系是带动所有变化的关键因素,包括学习能力、社会情感能力和成长。

- 与学生建立融洽关系是一项可以学习的技能;焦点解决的理念和方法可以帮助老师提高这项技能。
- 焦点解决的关系建构技术包括:以学生为中心,以优势为改变基础,以现在和未来为导向,让学生自己设定目标,让学生自己评估进度。
- 以学生为中心意味着主动去找学生,而不是期望学生主动行动来满足老师对师生关系的期待。
- 以优势为改变基础的理念,需要积极且有意识地去识别学生的优势。
- 倾听学生在描述自己目标和进步时的用词,这是以后再次进行有关目标对话的好素材。评量问句能够很好地帮助我们模仿学生的语言。
- 学生的成长是曲折向前的。他们在成长时一般会前进三步,倒退两步,有时甚至还会向侧方迈一步。

总结

为了使学生取得进步,需要建构一种牢固的师生关系。本章探讨了建构融洽关系的重要性,这是焦点解决模式学校的一个重要组成部分,也是一种可以培养的技能。焦点解决的关系建构技术适用于各种学生群体。这些技术不仅对学生有效,对于开始经受学生压力,或受到排斥的老师和工作人员也同样有效。本章讨论了在使用这些技术的同时,必须牢记以学生为中心,以学生的优势为改变基础。

此外,本章还提醒读者,改变过程是曲折的,可能会反复很多次。在与学生建立关系的过程中必须保持耐心,并且表里如一,要不断地朝着学生的目标努力。

注意

本章所提供的案例都来自调研访谈,对象是非传统中学的学生以及与他们相处过的工作人员。为确保保密性,姓名和部分信息有所修改。其中部分访谈是在得克萨斯大学奥斯汀分校霍格心理健康基金会的慷慨帮助下完成的,在此致谢。

参考文献

DeJong, P., Berg, I. K. (2012). Interviewing for solutions. Belmont, CA: Cengage Learning.

Franklin, C., Hopson, L. (2009). Involuntary clients in public schools: Solution-focused interventions. In R. Rooney (Ed.), Strategies for work with involuntary clients (2nd ed., pp. 322 – 333). New York, N Y: Columbia University Press.

Franklin, C., Montgomery, K. (2014). Does solution-focused brief therapy work? In J. S. Kim, Solution-focused brief therapy: A multicultural approach (pp. 32 – 54). Thousand Oaks, CA: Sage Publications.

Ryde, J. (2009). Being white in the helping professions: Developing effective intercultural awareness. London, UK: Jessica Kingsley Publishers.

第四章

构建成功目标和正向期待，培养积极情绪

开篇故事

马丁斯老师曾经在当地多所公立学校工作过,之后来到了冈萨洛·加尔扎独立中学这所焦点解决模式中学。马丁斯老师一直热爱教学,但她觉得有一些学生让她很难应对,她不知道该如何帮助这些学生去面对在学校之外发生的一些问题。她很疑惑,"该怎么去帮助那些无家可归或者被寄养的孩子们呢？面对那么多我也无法掌控、无法改变的事,我该如何让他们专心学习呢？"马丁斯老师之所以来到加尔扎中学就职,正是因为她听说了这里的焦点解决模式,她相信她能在这里学到更有效地帮助学生的方法,可以和学生一起建构解决之道。这样的信念带给了她新的使命感和希望感。

马丁斯老师到加尔扎中学参观时,她注意到了走廊里学生们的艺术作品;学生们穿着朋克风格或者怪异的衣服;路过走廊的老师们都面带笑容,放松且愉悦。这与马丁斯老师原来就职的学校大不相同,原本的学校对学生们的穿着有严格要求,老师们看上去很严肃,学校的走廊里空无一人。当马丁斯老师开始在加尔扎中学上班之后,从老师和学生的对话方式里,她更加能体会这所学校与她原来的

学校有多么的不同。另外,这里的老师、家长、心理咨询师和学校的管理层彼此间合作紧密、乐于沟通。他们相互交谈、彼此感谢,他们的相处平静而友好。他们谈论着每天的目标、前进的一小步,以及每个学生如何才能取得即时的进步。

这与马丁斯老师之前的工作环境形成鲜明对比。在之前的学校,除了自己所在的数学教研组同事们,她没有机会与别的老师谈论教育的事,而即便能够谈论这些,话题也会很快走向悲观或嘲讽的方向。虽然如今在加尔扎高中,马丁斯老师需要面对更多具有挑战性的学生——远远多于她原本的高中——但她学会了如何对待每个学生各自的目标,怎么保持冷静和充满希望,以及怎样和学生交谈才能让他们对自身的改变抱有积极的期待。"我现在不会不知所措了。"马丁斯老师如此说道。

"我现在觉得内心是有聚焦的方向的。我知道该怎么协助学生们顺利毕业。我知道怎么去和他们交谈,怎么去帮助他们。以前,我关注的范围很广,可能够做到的事却很少。如今,在我关注的范围内,我几乎能够做到所有的事。我能帮助学生构建目标,让他们有礼貌地和我说话,并帮助他们最终达成目标、取得想要的成功!"

引言

在焦点解决短期治疗(SFBT)过程中,知道如何建构成功目标和正向期待,以及如何培养积极情绪,如希望感,是开始改变的关键点(Kim & Franklin,2015;Reiter,2010)。谈论目标会让学生们去思考他们想要什么,以及他们需要什么来帮助前进。对进步的想象会让人明白什么才能将他们引领至更积极的未来,也会驱使他们去践行这些能带来美好未来的行为。充满希望感的对话能够创造积极情绪，能帮助人们发现可能性。有证据证明积极情绪能够提升人们的注意力、创造力和解决问题的能力，能够使人们更开放地面对新的体验，在挑战中寻求可能性。而消极情绪则会束缚人们解决问题的能力，使人们在面对问题时采取回避或防御的态度（Fitzpatrick & Stalikas，2008；Garland et al.，2010）。大量研究都显示，对于成功的期望度能够预示学业成果（Pekrun，2016）。正向的期待可以促进学习过程，改变老师看待和对待学生的方式（Alderman，2004）。本章内容包含了构建成功目标、正向期待，以及帮助焦点解决模式中学里那些"问题青少年"培养积极情绪的重要性。本章还包括如何在非传统中学的入学阶段就能帮助学生建立成功目标、建立正向期待以及培养积极情绪并且在日常学习生活中维持下去的策略。

建立目标

在焦点解决模式中学里，对未来的期望和目标会驱使学生、家长与工作人员交流。学生和家长会被问及他们希望学校能给他们带来什么，这些交流的目的在于为每位学生构建适合他们的目标，培养对未来的积极期望。教务老师会与即将入学的学生进行一对一的谈话，来开始与这名学生和家长协同共建目标的过程。

在焦点解决模式中，构建目标并不是学校工作人员的目的，它反映的是学生对结果的期待。这种目标可能很微小，但具有可行性、可量化性，可能包括一些具体的事例，比如学生们希望在学校的日常生活中发生些什么。目标通常被认为是改变过程的起点，而不是需要达成的终点。在目标的形成过程中，它就具有激励性，有时会被当作梦想来讨论。随着时间的推移，面对这些激励性的目标，需要与学生通过对话来仔细讨论、共同考量具体的实践步骤，让学生面对现实、立即行动。践行的具体步骤要能够回答这些问题："谁在什么时候用什么方式做了什么?"因为在向目标前进的过程中通常会涉及和他人之间的关系,还包括学生以及其他所有人除了当前已经做的事以外还能做些什么,所以我们通常把这一行动称为社会行动步骤。

第一章介绍的奇迹问句就是发现目标并且促进目标践行的一种方式。奇迹问句能让学生详细地了解到当他们在学校里解决了问题,他们的生活将会变得如何不同。老师和工作人员们可以用下面这种方式来开始一段奇迹问句的对话:

"好,让我们来想象一下,当你今天晚上睡觉的时候,所有你描述的这些学习上的问题(用学生本人的话来陈述他所面临的问题)都不见了,但是因为你睡着了所以你自己并不知道。那么第二天早上醒来时,你注意到的第一件不一样的事会是什么呢?"

虽然将学生带入奇迹问句需要花一些工夫,但这种问法确实能够帮助学生去想象,并且描述他们想要改变的地方,以及这样的改变怎样才能发生。譬如,一个很难按时到校的学生会说:"如果我按时起床了,我就能按时到校。"这就是这个学生需要做的事。老师可以针对如何才能按时起床再继续问一些问题。比如有谁,或者是否有人,能够帮助这位学生起床?这个奇迹里是不是有什么小的步骤已经达成了呢?这个奇迹发生之后,还有其他什么事也会变得不一样了?谁会注意到这些变化?

当思考怎么回应奇迹问句时,这名学生会传达出一些关于社会行动步骤的答案,以及能帮助他达成按时到校这一目标的不同回应的答案。他也可以讲讲过去他按时到校的那些成功情形。这些都帮助巩固了他已经具备的技巧和能力。加尔扎中学的一位老师曾经通过这样一个例子来展示她是如何利用奇迹问句来帮助学生的,她是这样说的:

"我问卡尔曼,如果所有阻碍她前进的障碍都消失了,那最理想的状态会是怎么样的。她说她的日程表可能会有所变化,她可能会为了看得更清楚、更好地阅读书籍而戴眼镜。在那场对话后不久,卡尔曼就改变了她的日程计划,还配了一副眼镜。"

评量问句要求学生们用 0~10 分或者 1~10 分来为他们的体验进行量化打分。在目标建构的过程中也会使用评量问句来帮助学生们锚定一个问题,并思考如何才能向目标前进。举例来说,使用评量问句的第一步是要尽量用学生自己的语言把刚刚已经讨论过的问题或担心描述出来。例如,10 分代表问题完全解决了,而 1 分代表问题最糟糕时的情况。一旦这个学生打分了(比如 4 分),那么就可以接着问他怎样才能让他达到更高一点的分数(比如 5 分)?去讨论必须发生些什么才能让他达到更高分数,这使得对话有机会聚焦于解决问题,这样的对话可以讨论实现目标的几个步骤,而且这些步骤具备可行性。奇迹问句和评量问句可以组合使用,先问奇迹问句,然后紧跟着问评量问句。等到学生进行评量之后,你可以这么说:"让我们假设,如果奇迹里面的某些部分已经发生了,你要怎样才能获得更高一点的分数呢?"加尔扎中学的一位老师提供了这样一个例子来说明她是如何利用评量问句与两位学生沟通的:

"特蕾莎和奥利维亚有着共同的目标,那就是提高注意力和效率。我问她们在达成目标上取得了怎样的进步。她们都说取得了很大的进步,仅仅一个星期就从 1 分进步到了 10 分。开始时写下目标,以及可视化的刻度,使她们能够直观地看到自己的进步。我注意到她们在执行计划的过程中还运用了一些别的策略。"

目标是要适用于学生的,是学生和学校工作人员商讨后自己决定的。以下是加尔扎中学一位老师所描述的她记得的一个例子。大多数学生习惯了老师来告诉他应该做什么,这名学生也一样。但在这个例子中,老师鼓励学生去试着构建自己的目标,并通过焦点解决问句、奇迹问句、例外问句和评量问句来提升学生对目标的控制感。

老师:"现在你是加尔扎中学的一员了,你觉得需要做些什么才能保证自己顺利毕业?"

学生:"我不知道。我原以为你会告诉我。"

老师:"好吧,我确实看过你的档案,但我觉得你才是最了解自己的人,你也最清楚哪些事情才能帮助你毕业。"

学生:"我数学不好,我的数学没及格。我不知道怎样才能通过考试,我很担心。我总觉得我会因为数学毕不了业。"

老师:"我懂了。所以你希望能够在这所学校里通过数学考试。"(重新建构学生的目标)

学生:"是的,我听说这所学校能够给予我额外的帮助。"(尽力去阐述学生的目标,以及他们想要什么)

老师:"是的,只要你在这儿努力学习,就不会挂科。你可以从当前的状态开始逐渐进步。这听上去怎么样?"

学生:"听上去不错。"

老师:"给我讲讲,过去你是否曾经有过数学成绩稍微好一点儿的时候,即便只是(稍微)好一点儿?"(例外问句)

学生:"我讨厌数学。我从来没有考好过。"

老师:"再仔细想想。肯定有过你学得稍微好一点的时候。"
(长时间的停顿)

学生:"好吧,9年级的时候,我遇到了一位老师,他帮助我通过了数学考试。我本来以为要得F的。每次考试我都没能通过,但是她帮助我得到了C。别的孩子们都觉得那次考试很简单,因为那是给笨孩子准备的数学考试,但是我还是觉得挺难的。"

老师: "所以,在得到一些额外帮助的时候,你是能够通过考试的?"

学生: "是的,我必须要得到帮助才行。"

老师: "有些学生即使得到了帮助也通不过考试,所以我觉得你可以通过还是很棒的。你为了通过考试,肯定很努力地跟着那个老师学习(赞许)。听上去你需要对你自己更有信心,相信自己能够学好数学。"

学生: "是的,我觉得这会有所帮助。"

老师: "那么,这就是一个目标。为了通过考试,你必须对数学有更多的信心。"

学生: "是的。"

老师: "那么,我们先来做一些有关数学的事情吧。对于在加尔扎学生里接受帮助然后通过数学考试这件事,如果用1~10分的刻度来打分,你现在的信心可以打几分?"(评量问句量化自信)

学生: "我不知道。"停顿。"大概5分。"

老师: "那很不错,已经达到一半了。那么,怎么才能让你的信心上升到6分呢?"

学生: (茫然凝视,停顿)"我觉得你可以告诉我怎么做。"

老师: "当我更多地了解你之后我想我可以给你提供一些建议,但终究是你最了解自己,最清楚什么是有帮助的。"

学生: "老师给我演算一下做题步骤会对我有帮助。有时候我能得出正确答案,但我并不知道这个答案是怎么来的。"

老师: "我不知道我这么理解是否正确,你希望老师向你逐步讲解做数学题的过程,这会让你更有信心?"

学生: "是的,那很有帮助。"

从这个例子可以看出，目标的建构是发生在学生和老师或学生和其他工作人员的交谈过程中的。目标还应该融入每个学生的日常学习进程中。在加尔扎这所焦点解决模式中学里，教育过程的责任是由老师和学生共同承担的。每一个学生在最初都有完成学业的激励性的目标，然后开始个性化地去实施达成目标所需的步骤。焦点解决模式中学里的老师会与学生共同探讨来制订一份个性化的日程计划。老师们不再根据学生们的平均需求来设定学业目标，而是问每个学生他们的想法，以他们对自己能力的了解，知道什么对他们来说才是有用的。老师们可以提供一个平均的参考框架，但只是一个共同决策的平台，而不是一项规则。当然，在特定的时间范围内，还是会出现没有达成特定目标和一系列要求的工作期待的结果。大多数学校都在做设定目标这样的事，但不同的是，在加尔扎中学构建的是个性化的目标，还会有持续的检查跟进，并且进行建构解决式的对话来帮助学生达成目标。老师和学生们通过焦点解决式的对话来建构目标、评估进展，讨论哪些起效了而哪些地方需要改变。加尔扎中学调整了以 SMART 原则设定的目标，这些目标是行动性的、具体的，并且包含了与焦点解决相似的目标设定方法。要设定一个 SMART 目标，老师和学生就必须把目标设定得具体（specific）、可测量（measurable）、可达成（attainable）、现实性（realistic）以及有时效性（time sensitive）。在各个学科，都可以用设定 SMART 目标来帮助学生完成学业、顺利毕业。老师和学生在焦点解决式的对话中一起填写下面这张表格。这张加尔扎中学使用的 SMART 目标表格包含了每一门学科，能够帮助学生、老师和其他工作人员来预想为了完成课程和（可能）为了及时毕业需要做些什么。SMART 目标不会凌驾于学生之上，而是一种衡量距离毕业还有多远的引领性工具。学生和老师们都可以简单地一边看这张表，一边讨论哪些部分做得好，还有哪些步骤需要去完成。图 4-1 展示了一张 SMART 目标表格的例子。

学生姓名:简·多伊
学号:1369465
7周当中第几周: ① 2 3 4 5 6 7

编号	科 目	老 师	进步状态涂黑为已完成模块			初始日期	注 释	首字母
1	英语	里斯	A	B	C	7月14日		CR
2	数学建模	娜娜莉	A	B	C	7月14日		RK
3	艺术	安德鲁	A	B	C	7月14日	做得很好 ☺	DA
4	物理	霍华德	A	B	C	7月14日	需要帮助	KH
5	美国历史	瓦伦西亚	A	B	C	7月14日	速度减慢	BV

2016—2017年7周安排
第1周 8/22—9/30 第2周 10/3—11/10
第3周 11/11—12/20 第4周 1/4—2/14
第5周 2/15—4/7 第6周 4/10—6/1 第7周 6/12—7/27

------------------------有待共同填写------------------------

构建SMART目标:(S-具体,M-可测量,A-可达成,R-现实性,T-有时效性)
1. 在10月21日(秋假前的最后一个周五)之前你能完成哪项任务、哪个模块或者哪门课程?
- 完成艺术课程
- 完成美国历史的"A"模块
- 与霍华德老师商量,请她把我的物理课调到前物理班

2. 在11月18日(感恩节假期前的最后一个周五)之前你计划完成哪些任务?
- 调整日程计划
- 完成英语(设定目标,跟上进度)
- 数学模块——开始学习模块C

3. 在12月9日(提交GPA排名、晋级到高年级等的期限)之前你觉得你能完成哪些?
我必须在12月前完成第一学期的课程,这样才能跟上进度。瓦伦西亚老师和里斯老师每两周会设定一次目标。因为家里的原因有时候不能出勤,但我会努力保持对学业的专注

图 4-1 SMART目标检查表格

加尔扎中学的老师们将与学生之间的交流看作是建立关系必不可少的一部分,通过每天的目标检查让师生结成达成目标的同盟。上述 SMART 目标表格就可以作为参考。老师们用刻度化提问来追踪和展望每一点进步。比如,老师可能问:"如果用 1 到 10 分来打分,10 分代表明天就能毕业了,那么你如今的进步让你可以得到几分呢?"如果学生一直打 2 分,那么老师就会意识到学生并没有体验到希望感。对于那些进步较慢的学生,在评量行为前先对他们的动机进行打分,能够让他们更好地看到自己的进步和想要进步的意图。因此,在用 1~10 分来打分时(1 分代表"我不确定我现在是否能努力去做这件事",10 分代表"为了能够在春季毕业,我会尽一切努力去通过历史课"),老师可以这样问:"你给今天的自己打几分?"这样的提问可以让老师不再用自己的概念去看待学生的进步,而是能够了解学生本人对自己进步和动力的看法。当学生达到了自己设定的目标,老师要对学生的成绩进行赞许。示例 4-1 进一步展示了老师是如何围绕目标来与学生进行建构解决式对话的。

示例 4-1 老师与学生的日常交流

莎拉走进教室时一脸怒容。她还穿着和前一天一样的衣服,眼睛下面有着明显的黑眼圈。她在一张空着的椅子上坐下,趴在桌子上。其他学生都坐在自己的位置上,各自学习着。威廉姆老师绕着教室走着,时而停步在学生身边看看他们的学习情况。当走到莎拉的桌子旁边时,他拉开一张椅子坐下,而后开始了下面的对话。

老师:"早上好,莎拉。"
莎拉:"呃!威廉姆老师,我不想说话;我今天早上差点起不了床。"

老师："早上起床然后面对新的一天确实很困难。我很高兴你现在在这儿。我知道每天都来学校并不容易做到,但你已经坚持两周每天都来了。我希望你能意识到,这可是一件了不起的事。"

莎拉："可我总是觉得很难过,我看不到我有任何好转。我的抑郁没有好转,我在这儿一点进步都没有。"

老师："那你觉得自己在哪儿有进步了?"

莎拉："我觉得我妈妈和我的关系好起来了,她真的很支持我来这儿,我来这儿也只是因为我知道这会让她高兴。"

老师："你妈妈是对的,到这儿是第一步。上周你的目标是每天都来学校,你已经完成了这一点。你达成你的目标了!"

莎拉："是吗?"

老师："是的。你才刚进入加尔扎中学就已经完成了你的第一个目标。你觉得自己接下来还应该做什么?"

莎拉："开始读指定书籍。仅仅是读一读的话我是能够做到的。"

老师："你觉得自己可以读完多少?"

莎拉："一半。我能读完一半。"

老师："好的,我会记下来的。你正在进步;可能你并不是一直感觉到,可你确实在进步。我看到了你每天都来学校,我看到了你在做这些事。我知道你正在努力。"

莎拉："好吧,谢谢。我确实正在努力。"

在这段对话中,威廉姆老师利用赞美和例外问句来强化学生对自己进步的认知。对话中这位学生莎拉刚进入加尔扎中学不久,她被诊断为重度抑郁(MDD)。疾病让她很难继续在传统高中读书,也让她与母亲的关系变得很紧张。莎拉进入加尔扎中学学习,不仅对莎拉,同时也对她的母亲起到宽慰作用。尽管按时出勤和阅读指定书籍都是非常小的目标,但对莎拉来说,却是让她能顺利毕业的非常关键的步骤。在这个例子中,威廉姆老师采用了焦点解决的一种核心关系价值观:与学生保持同步。

对于成功的正向期待和积极情绪

焦点解决模式中学致力于让学生在入学前就体验到对于成功的正向期待和积极情绪。一旦被学校录取,学校就会告诉学生他们将成为一个有限的,在某种意义上来说是精英团体的一分子。这种沟通的风格能帮助学生形成积极的感受和想法。在入学之初,学校领导、老师、咨询师和其他工作人员通过精心设计的对话,通过谈论希望、谈论决定来这里读书的目标感和使命感,让学生们提高他们对于学业成果的期待。

想要做到这一点,其中一种方式便是赞美学生做出来这里读书的选择,让他们有强烈的被接纳感。工作人员可能会这么说:"你来了这儿!哇哦!这并不容易!"就像第一章所说,焦点解决中的赞美不仅仅是表扬或者指出学生取得的成绩。总的来说,赞美就是策略性地让学生意识到自己的能力,改变他们看待自己的方式。还可以利用赞美来强调学生们的动机,以及他们过去和现在所有朝着顺利完成学业所做的努力,还可以指出他们的坚持和应对方式对他们有怎样的帮助。例如,工作人员可以对学生所做的努力表示赞美,因为他在以前读书的高中得到了推荐,并来这里参加了面试。也可以使用间接赞美;例如,"有时我们会有一个候选名单,但你做得很出色,所以得到了面试的机会。"工作人员也可以问学生:"是什么让你决定过来的呢?"或者"是什么让你觉得这里是适合你的?"这类对话中,工作人员的提问会令学生去谈论他们已经取得的成果,这有助于让学生为自己的成就感到自豪,也提升了他们对于成功充满希望感的期待。加尔扎中学一位咨询师回顾以下例子来说明以上观点。

咨询师："那么，告诉我：你擅长什么？"
学　生："艺术。我真的很喜欢画画，而且我会很多不同种类的艺术。"
咨询师："所以，你最擅长的艺术是什么呢？"
学　生："画画。"
咨询师："你喜欢画些什么呢？"
学　生："这很难形容。我喜欢那些抽象的图像和理念。我喜欢色彩和街头涂鸦。我还喜欢画文身。"
咨询师："哇哦！所以，你擅长画一些抽象的理念和人体艺术图画？"
学　生："我想可以这么说。我想成为这样的人。我获过一些奖。"
咨询师："你还获过奖。我都不知道呢。好吧，听起来你真的很擅长画画！来讲讲其中最让你相信自己能够成为一名艺术家的事吧。"
学　生："我去年在全州比赛中获胜，并且在地区比赛中获得了荣誉称号。"
咨询师："所以，这让你确信自己擅长美术。"
学　生：（微笑并点头）"是的，我喜欢美术。"
咨询师："那么，还有谁相信你擅长美术吗？"
学　生："我之前的美术老师说我很棒。"
咨询师："当然！她发现了自己学生的才能。其他还有谁呢？"
学　生："所有那些找我画过文身的老师和朋友。"
咨询师："当然。这给了你很多信心。那除了美术以外，你还擅长什么吗？"
学　生："基本就只有美术了。我只想做与美术相关的事。我想要进入芝加哥美术学院。"
咨询师："那是你想去的学院？"
学　生："是的，能去那儿的话就很棒了。"
咨询师："哇哦！这可是个大目标。听起来你已经知道自己想要做什么，以及你擅长做什么了。"

学　　生："是的。"

咨询师："那么，这所学校的什么地方让你觉得它适合你呢？"

学　　生："我喜欢这所学校里所有的艺术气息。我喜欢这里的壁画。我喜欢这地方的感觉。在这里你竟然能按着自己的节奏来，竟然没什么压力。我觉得在这里我可以顺利毕业。"

咨询师："所以，你喜欢这里的艺术氛围，以及可以按照自己的节奏来上课，你相信自己能够从这儿毕业。太好了！你对于自己能够毕业有多大的信心？"

学　　生："非常有信心。我喜欢我能够按照自己的节奏来学习。"

咨询师："我看到你需要10个学分。如果用1到10分来打分，就像画画一样，你对你拿到学分有多大的信心？"

学　　生："唔，我不知道。也许7分。"

咨询师："那很高呀。你是怎么做到这么有信心的呢？"

学　　生："我感觉在这里我是被接受的，这所学校的风格让我觉得有信心。我想我可以拿到学分。无论如何，我想要毕业然后去芝加哥。"

咨询师："好，那么你已经有充分的理由要去拿到学分。我很高兴你觉得这所学校是很适合你的，而且对自己能够从这里毕业如此自信。"

在这个例子中，咨询师聚焦于学生自己感知到的优势，间接赞美，用焦点解决的刻度化提问来帮助学生自我赞美。这样的建构解决式的对话让学生能意识到自己的能力，从而能投入去完成高中学业。

构建成功故事

协助学生构建一个可以与非传统高中里的其他人分享的成功故事，这一点很重要。在学校群体里去讲述关于学生的积极故事，可以帮助学生和工作人员都聚焦于目标,并对成功抱有正向的期待。这类构建解决式的对话要求有目的性地去倾听学生的故事,帮助构建令人听来会对未来抱有希望感和成就感的故事。通过仔细倾听学生的优势和其积极的变化,老师、咨询师、社工和学校其他工作人员能够协助学生共同构建充满希望的故事,这些故事里饱含学生的优势和对于毕业的积极期待。以下是参与加尔扎中学学生工作的一位社工回忆的例子,这个例子呈现了一种通过倾听和构建解决式的对话来构建成功故事的方式。

社工:"那么,令你来到这里的最主要的期待是什么?"
学生:"我怀孕之后就辍学了,我外婆在帮助我。无论如何我都想读完高中。我告诉外婆我会毕业的。"
社工:"你想要毕业,所以来这儿是想要实现这个目标。我想你外婆肯定为你感到骄傲。"
学生:"是的。她说她很自豪我能够来这儿上学。"
社工:"我打赌你可能对自己也感到有点骄傲,因为要来这儿读书确实得花很多功夫。"
学生:(微笑)"我想是的。我真的很高兴能来这儿。"
社工:"我想要多了解一些你的故事。告诉我你做了哪些努力才能够入学?"
学生:"在我生孩子之前,我的一位咨询师告诉了我这个学校。但因为怀孕期间有段时间我很虚弱,还有一大堆事要处理,所以我一直拖延着这件事。我和孩子的父亲打架,后来他被关进了监狱。我不知道该怎么办。有段时间我无家可归,后来是我外婆收留了我。在孩子出生之后,我想着打电话问问是不是能够来这里上学。"
社工:"你已经经历了很多,但你依然想要完成高中学业。你真是个了不起的年轻母亲。"

学生：（微笑）"我不知道。是的,我想为自己和孩子谋求一个更好的生活。我想要完成学业。我还跟一个从这里毕业的朋友聊了聊,他告诉我这里很棒。这让我想要来这里读书。"

社工："所以,你想要在这里完成高中学业,你知道这是一个适合你的地方。你同意你朋友的观点。听起来你很有动力。你想要来这儿。"

学生："是的,还有一个原因是这所学校的儿童照护服务。我外婆还在工作,不能总是帮我带孩子。我很高兴能够带着孩子来这儿。尽管我不得不带着孩子乘公交车,因为我没有别的办法来学校,但是我觉得这是值得的。"

社工："什么?你带着孩子乘公交车来上学?看来你真的很想来学校,很想完成学业!你的决定给我留下了深刻的印象。你已经在为自己和孩子谋求更好的生活了。"

　　在这个例子中,学生与社工通过对话,共同构建和描绘了这个学生的故事。她对于就学的动机和愿望,以及她努力付出的意愿,比如带着孩子坐公交车来上学,这都是其中的重点。尽管仍有很多波折,但这位学生最终从加尔扎中学毕业了。她一直带着孩子坐公交车来上学,她的努力和刻苦常常被赞美。带着孩子乘公交车上学这一点隐喻了这位学生为了做一个好学生、好妈妈付出的努力,成为她在这所学校里成功故事的一部分。加尔扎中学所有的老师和工作人员都知晓这个故事,并且口口相传,讲给学生听。这个"公交车上的婴儿"的故事也被用来增加希望感和支持这名学生,甚至在她挣扎和倒退的时候。工作人员告诉她这个故事有多么令他们印象深刻。尽管并不容易,她还是取得了很多进步,做到了毕业所需的一切。当这位学生从加尔扎中学毕业时,校长再次讲起了她的故事,讲起她是如何带着孩子乘公交车来上学,然后完成了她的学业。

对非传统中学教育的积极认知

没有什么比正性体验更有助于形成积极认知的了。从来到焦点解决模式中学的第一天起,工作人员就会强调被学校录取的重要性,就好像获得一个重要的奖项,哪怕很多学生在此之前从来没有得过任何奖项。就像其中一位学生贾马尔所说:

"我从来没有成为过哪里的一分子。我曾经在寄养系统里待过很长一段时间,不停地转学。我没有参加过社团,没有成为过哪里的一部分。能够被焦点解决模式中学录取对我来说是一件大事。这让我觉得我是受欢迎的。"

另一位学生拉曼说:

"以前所有的人和事都让我觉得我会变得像我父亲一样,沦为一个没文化的酒鬼。在进入加尔扎中学之前,我的想法和做法总是很消极。和消极的人在一起会让人变得消极,而和积极的人在一起则会让人变得积极。加尔扎中学一直都是积极的,也将会是积极的,因此它让我的行为和存在都变得更加积极了。"

在一次调研访谈中,另一位学生斯凯谈到她在这所高中的经历时是这样说的:

"是这里的环境改变了每个人。我很为这所学校自豪。我很高兴我来了这里。仅仅是成为这所学校的一分子就令我高兴。这所学校改变了我的想法,让我想继续去大学深造。我在这里一直成绩优秀,职业生涯规划中心给了我许多帮助。"

有的教育工作者可能会尽量避免学生进入非传统中学，甚至认为从一所非传统高中毕业是对学生最低的期待。这样的想法对前面提到的那些"问题学生"并没有帮助。相比之下，焦点解决模式中学的工作人员都强调对学校的自豪感和对课程的信心。他们想让学生同样以学校为荣。重要的是从来不要小看学生为了毕业这个目标而做出的努力。加尔扎中学的一位老师说过：

"我在这里是一名老师，但同时我也是一位家长。我的孩子在通过考试和高中毕业这些事上没有遇到多少挫折。他们是幸运的，他们没有学习障碍，他们家庭富裕，他们在具有支持性的社区里生活，而这些是我的很多学生没有的。当你一无所有，那么从八年级升到高中都会是一件难事。我的一些学生是家族里第一个读完八年级的人。虽然这些并不是我自己经历的事，但我觉得这些努力和尝试是我应该去了解和认可的。"

在焦点解决模式中学上学的学生从来不会走回头路，他们不会因为学习差而被要求重修。他们认识到自己取得了进步，持续前进，完成课程学习，取得学分。这种对待学生进步的方式能让学生对成功和希望保持正向的期待。工作人员们意识到，许多学生之所以会选择一个非传统学校的环境，是因为他们个人所处的环境具有很大的挑战性，或者之前的高中没法满足他们独特的学习需求。这些转学来非传统高中就读的学生可能遇到了无法判断的学习问题，他们勉强才能及格。他们刚来学校时缺乏学习技巧和对学业的信心。然而，这并不意味着他们在现有基础上就不能去建立应对学习的解决方法。如果让这些学生沉湎于过去的失败，即使没有带来完全的防御或敌意，也会造成焦虑和害怕，这样的负面情绪会阻碍解决方法的建构。所以在加尔扎中学，会弱化学生之前在学业上遇到的问题，引导学生立足当下、向前进取。

在焦点解决模式中学,一切都是从学生当前的状态开始向前看的,通过这样的方式来增加希望、减少压力。罗克姗是加尔扎中学的学生,她在一次调研访谈中这样解释学校的做法是如何帮助她坚持学业的。罗克姗说:

"这所学校减轻了我生活中的许多压力,尤其是在我抑郁的时候。这里的人都很关心我。我不再对上学感到压力。当我情绪低落的时候我不想上学,可最后我还是来了。老师们给了我很多帮助……这是我没有辍学的重要原因……我毕业在即。我的老师帮我摆脱困境,让我意识到我不需要仅仅因为心情难过而辍学。"

我们发现顺应学生当前的状态并以此为起点追求进步,能同时减轻这些学生家长的焦虑和愤怒,他们已经习惯了学校通过给他们发邮件、打电话或把他们叫到学校来传达关于孩子行为问题和学业失败的坏消息。跟传统方式不同,焦点解决模式中学的工作人员会向父母汇报学生的进步和优势。当然,有时候向家长告知学生的问题也是有必要并且重要的。不过哪怕是告知问题,工作人员们也会保持友好、积极的态度,从对孩子的赞美开始来开启与家长的对话。

焦点解决模式中学的工作人员也意识到有些家长自己有着一堆烦心事,通过他们去给孩子施加压力并不能起到作用。相反,工作人员通过改变家长和孩子一起吃饭时的对话方式,能够有效减少由学校问题而引发的争吵和负面情绪。下面是一位加尔扎中学的学生在一次调研访谈中所提到的,上学如何改变了她和母亲的关系。

访谈者:"来加尔扎中学上学之后,有没有什么事对你和你妈妈的关系有所帮助呢?"
学　生:"她不再'总盯着我'了。以前学校的老师对什么事都发牢骚,而加尔扎中学的老师更加开明。我想就是因为这个原因我们的关系才好起来,以前她对学校的事情太焦虑了。来这儿上学缓和了她的焦虑。"

访谈者: "用 1 到 10 分来给你和你父母的相处关系打分的话,你觉得来加尔扎中学之前能够打几分。"

学　生: "6 分。"

访谈者: "那再用 1 到 10 分来打分,你现在能够打几分了?"

学　生: "9 或 10 分。"

访谈者: "你和你妈妈的关系得到了提升,这是怎么做到的?"

学　生: "现在一切都变得坦诚。我不再试着去把成绩单或者别的什么藏起来。她看到了我的进步。"

访谈者: "为什么你以前不能跟她谈论这些事情,而现在可以了呢?"

学　生: "以前我总是惹麻烦。但在这儿,那些事不会让人得低分。你只需要努力学习去提高自己的分数。在普通的高中无论如何我都会得到一个低分,因为有八门课需要学习。她总是对我的分数有所抱怨。但是在这儿我根本不会得到低分。"

焦点解决对话案例

有一天,赛琳娜走进教室的时候满怀愤怒和敌意。她全身紧绷,眉头紧蹙。罗德里格兹老师看到赛琳娜走进来,说:"赛琳娜,你登录电脑看看,下一个任务正在等着你。还有一半你就能拿下这个学分了。"

赛琳娜猛地转向罗德里格兹老师,说:"我现在没心情做这个,所以请你闭嘴吧。"

罗德里格兹老师深呼吸了一下,然后走开了。他不知道是什么让赛琳娜如此沮丧,但是他很明白此时继续与她说下去只会令她更加挫败。

十分钟之后,罗德里格兹老师注意到赛琳娜的情绪有些变化,她正在哭。他走到她身边,问她是否想要去外面待一会儿。赛琳娜点了点头。走出教室之后,罗德里格兹老师说:"我发现你走进教室的时候就有些沮丧,现在你也很不开心。你现在感觉怎么样?"

赛琳娜抬头看着罗德里格兹老师,痛苦地说:"我没能拿到英语学分!我现在对这所学校感到很生气。我只想快点结束!"

"我看得出你对于在学校里完成课业感到焦虑,听起来你感到自己落后了,你没能达到你的预期。"罗德里格兹老师回应道。赛琳娜没作声,点点头。"在这所学校里,什么时候会让你感觉做得还不错?"罗德里格兹老师问。

"当我完成了一件事的时候!但是每周都做完作业太难了,所以我觉得自己一直都很失败。"赛琳娜说。

"啊,我听出来你说每周完成作业这个目标太大了。作业是很多,赛琳娜;我并不期待你每周都能完成所有作业。我们来谈谈你在这门课程中的目标好吗?"

在为自己构建了更小、更合理的目标之后,赛琳娜开始觉得有所进步了。当初她设定的目标是每周完成作业,罗德里格兹老师觉得这个目标有些不大现实。然而,赛琳娜还是决定将其作为自己的标准。他没有与她争论已经定下的目标,而是允许赛琳娜做决定,然后寻找机会来调整目标,使目标变得符合现实。

要点牢记

- 想要让焦点解决模式中学项目成功,构建目标、建立对于成功的正向期待以及培养诸如希望感等积极情绪是非常重要的。
- 目标并不是终点,而是开始改变的起点。
- 根据学生及其家庭成员当前的状态来制订可行性目标。例如,如果一名学生在出勤方面有困难,那么首要目标将不是"通过数学考试"。相应地,要在通过数学考试的道路上建立一个更小的目标。
- 奇迹问句是一个焦点解决问句,可以用来帮助学生发现目标。
- 学生和老师们一起制订日常教育目标,并在课堂中讨论。
- 对毕业的正向期待始于招生时期,并一直持续下去,因为每一位工作人员都非常明确要努力与学生一起构建解决方案,并将与学生进行有意义的个人接触作为首要任务。
- 可以策略性地用赞许来帮助学生建立对成功的正向期待,培养学生的积极情绪和能力。
- 让学生和父母都对焦点解决模式学校的教学有积极认知是很重要的。
- 学生为了从非传统学校毕业而做出的努力都应该被正视并得到外界的认可。
- 在非传统学校的积极体验能够减轻学生和家长的压力,从而获得积极情绪和更好的亲子关系。

总结

在焦点解决的改变历程中,构建目标、建立对于成功的正向期待、培养积极情绪是很重要的。这一章讨论了构建目标和建立对于成功的正向期待,以及培养希望感这类积极情绪的重要性。本章通过举例来展示如何通过焦点解决对话来构建目标,包括如何在课堂中讨论日常教学目标。本章提供了一张 SMART 目标表格,这是一所焦点解决模式中学正在使用的表格。本章还提供了清晰的例子来说明如何提升对于成功的正向期待和积极情绪,以及积极情绪是如何促进学习过程,如何影响老师、学生、家长间的互动的。与学生一起创造一个能在学校这个群体里分享的成功故事,这种方法能用来帮助学生激发希望感、建立对毕业的积极期待。另外本章还提供了老师和学生间、咨询师和学生间以及社工和学生间的焦点解决对话案例,来帮助阐明本章所讨论的概念。

注意

本章所提供的案例都来自调研访谈,对象是非传统中学的学生以及与他们相处过的工作人员。为确保保密性,姓名和部分信息有所修改。其中部分访谈是在得克萨斯大学奥斯汀分校霍格心理健康基金会的慷慨帮助下完成的,在此致谢。

参考文献

Alderman, M. K. (2004). Motivation for achievement: Possibilities for teaching and learning. Mahwah, NJ: Lawrence Erlbaum.

Fitzpatrick, M. R., Stalikas, A. (2008). Positive emotions as generators of therapeutic change. Journal of Psychotherapy Integration, 18, 137 – 154. doi: 10.1037/1053 – 0479.18.2.137.

Garland, E. L., Fredrickson, B., Kring, A. M. et al (2010). Upward spirals of positive emotions counter downward spirals of negativity: Insights from the broaden-and-build theory and affective neuroscience on the treatment of emotion dysfunctions and deficits in psychopathology. Clinical Psychology Review, 30, 849 – 864. doi: 10.1016/j.cpr.2010.03.002.

Kim, J. S., Franklin, C., (2015). The use of positive emotion in solution-focused brief therapy. Best Practices in Mental Health, 11(1), 25 – 41. doi: 10.3534839.

Pekrun, R. (2016). Academic emotions. In K. R. Wentzel & D. B. Miele

(Eds.), Handbook of motivation at school, second edition (pp. 120 - 144). New York, NY: Routledge.

Reiter, M. D. (2010). Hope and expectancy in solution-focused brief therapy. Journal of Family Psychotherapy, 21 (2), 132 - 148. doi: 10. 1080/08975353. 2010. 483653.

第五章

如何创建焦点解决学生服务中心

开篇故事

尽管怀孕了,莎娜仍然尝试着像普通16岁女孩那样生活。她放下过去,转学到焦点解决模式学校上学,她觉得这是一个机会,让她能够专注于用她的能力去追求理想。然而,转学并不能够奇迹般地解决一切问题。莎娜仍然要定期复诊,仍然要面对身体上的不适,仍然要面对接下来几年非常繁杂的事务。

莎娜转学到了加尔扎独立中学,这正是一所为像她这样的学生而建立的学校。尽管面临着许多困难,她仍然对学习富有热情,对毕业充满动力。老师、咨询师、学校护士、社工和校领导都很清楚她怀孕的事,并相应地调整了她的学业课程。这意味着学校不仅仅是简单地提供额外的休息场所,抑或确保她能够按期完成学业,还能够让莎娜根据自己的步调来完成课业和出勤。

为了使加尔扎中学的工作人员能更好地帮助莎娜,在学生服务中心(SST)的指定人员互相合作,他们逐次登记后,与莎娜一起回顾她需求的变化,确保她的目标具有可行性。在这些会议中,工作人员聚焦于莎娜现有的解决方案,而不是她的问题。例如,莎娜发现很难在需要去医院复诊的日子完成家庭作业，老师们会将焦点放在莎娜之前参加放学后作业支持小组的事，聚焦于她拥有的动力而不是她怀孕这件事。

最初，莎娜很焦虑，她觉得这么年轻就怀孕了是一件羞耻的事情，转学到非传统高中完成学业的尝试同样令她不安；然而，她很快就意识到学校工作人员的想法与她的目标和需要是一致的。尽管因为去医院复诊而使她在整个学期里学习进度起伏不定，但学生服务中心使她能够更新目标，并且帮助她寻找应对挑战的方法。莎娜觉得自己是被支持的，她觉得自己能够专注于毕业这个当下目标。

引言

为了在非传统高中有效地帮助学生，应用焦点解决方法之前，有必要建立跨学科的团队，让全体员工改变他们对协作的理解。不同学科间的互相尊重和信任是必不可少的，员工们需要培养出知识共享和为团队负责的意识（Streeter & Franklin, 2002）。焦点解决团队是协作性的，其建立关系的原则依然遵循焦点解决理念。然而，焦点解决团队的工作重心不再是个体或家庭，而是专业团队间的合作。焦点建构方法能够促进非传统高中内部跨学科团队的成功合作，因为各个不同的学科领域都在应用焦点解决沟通（如焦点对话）的规则。此外，强调有意识有目的的倾听以及对优势的关注促进了学生、家长和老师之间的协作关系，所有人都在一起工作，共同解决问题。

另外，还有些焦点解决原则也是团队合作的基础。比如，从系统的角度来看，不同的研究方法会产生不同的解决方案，对其他团队成员的独特想法、信念和风格保持尊重的态度，这都是团队合作成功的必要条件（Murphy & Duncan, 2007）。对不同专业领域抱持尊重和开放的胸襟是不同专业人士能够成为焦点解决团队中一员进行协作的基础。这些焦点解决原则带来了强烈的哲学思考和价值观基础，团队成员要将尊重、优势导向这些理念转化为实践。

本章展示了在非传统高中内部如何建立起协作性的学生服务中心（SST）来构建解决方案。具体来说，本章展示了不同专业领域的工作人员如何每周聚在一起进行焦点构建对话和会议，旨在为对话里提到的学生开发个人解决方案。此外，本章还提供了如何召集会议以及如何进行会议的具体信息，以及如何使用焦点解决技术和原则来建立跨学科的团队。

焦点解决取向的校园内协同工作

在焦点解决模式中学实施协作性的学生服务中心能够汇集那些有着共同目标的人士，他们致力于根据学生面临的挑战以及他们的需求来提供个性化的服务。聚焦于解决方案会从四个方面来激发协作关系。首先，焦点解决的基本原则，如将他人都看作专家、专注于优势以及协同构建解决方案等营造了开放性的氛围，让所有人都可以分享想法并彼此接纳（Franklin, Moore & Hopson, 2008）。其次，老师和其他工作人员都接受过焦点解决的相关培训，创造了一个所有人都懂得焦点解决的环境，有方向感的教职人员，比起没有方向感的教职人员能更好地合作。再次，老师们从焦点解决中得到了与心理专业人士协作所需的技能与信心，团队协作模式让心理专业人士能更好地理解学校教学的需求，了解和尊重老师们的专业知识。共享的知识和目标让团队成员们能够真心地互相尊重，共同去寻找解决方案。最后，团队内成熟的培训和协作使团队成员有共同的知识基础和相似的语境。跨领域的团队合作营造了有感染力的合作氛围。这种氛围在整个学校形成风气，使工作人员们能更有效地帮助学生。

这并不意味着在非传统高中建立一支跨领域的团队是一件容易的事；事实上，这是非常具有挑战性的。但是，建立一支跨学科团队的努力，本身就是使学校成功的一部分，因为专业人士学会了相互赞许、共同努力,青少年和家长也一齐共同努力,最终才能形成解决方案(Franklin & Guz,2017)。

在非传统高中发展团队的有效方法之一是利用跨领域方法创建一个学生服务中心(SST),利用焦点解决理念来解决学生问题。学生服务中心是交叉的,它支持着如咨询师、社工、员工等非结构性工作人员的工作。尽管团队成员有不同的学科背景,但当所有成员,无论其学科或角色如何,都积极参与并聚焦于未来的解决方案,而不是对学生的行为产生抱怨或感到挫折时,团队就能产生最佳的生产力。学生服务中心明白解决方案可能已经存在于学生们拥有的资源和优势中,允许团队构建适合学生的解决方案。团队会去挖掘资源,包括学生的家庭成员以及学生能接触到的社区外的机构。对于团队来说,将内部和周围资源作为构建和维护解决方案的关键部分来考量是非常重要的。当讨论困难学生案例时,很容易变成惩罚或评判;然而,这些陷阱对于团队或学生来说都是无益的。

在预先计划好的每周例会中,学生服务中心的成员们会聚在一起讨论每个学生,他们将每个学生都视为独特的,因此最终为每个学生找到不同的方法。有的学生可能会在社工和社区服务中得到解决方法,而有的学生可能会需要师生会议或者朋辈指导。在学生服务中心的会议中,成员们保持乐观,对每个学生表达的情绪都是充满希望和积极的。他们的对话着眼于当下和将来。这就要求每位成员都遵守规则,并愿意将焦点解决思维应用于实践。团队成员们为学生辩护,互相赞许,认可学生的能力。每讨论完一个学生,团队得出结论的同时一定会提出至少一个行动步骤,可能小到像继续观察这位学生的进步,也可能大到重新规划学生的课表。团队成员会立刻采取行动,如果一种方案不起效,他们会再另外寻找一种。团队会立刻单独联系这个学生,与他进行焦点解决对话,深入讨论提出的解决方案,然后在下一次学生服务中心的会议上重新讨论。下面将更详细地描述和说明学生服务中心会议的实施。

协作性学生支持会议的实施

这个跨领域的团队包含了各领域的代表,包括咨询师、社工、教师、行政人员以及学区或社区机构的代表,他们可以将外部资源带进来。示例5-1举例说明了在一所焦点解决模式中学哪些人可以成为学生服务中心团队的成员。

示例5-1 学生服务中心成员示例

加尔扎中学的学生服务中心有哪些成员?
- 校长
- 副校长
- 504计划联系人
- 外联专家
- 学校社工
- 特教老师
- 防辍学专家
- 教师代表
- 技术专员
- 学校社区代表

可根据需要偶尔出席的成员:
- 护士
- 当地学校教育领域的心理学家

跨领域的团队成员聚到一起来回顾、考虑、讨论学生们可能会发生的问题,然后寻找解决方案。学生服务中心团队成员会讨论学生的违规表现、行为或过低的出勤率。团队成员们都经过了特别培训,能够分辨出与抑郁、自杀信号等问题有关的行为风险因素,当有问题发生时,再微小的信号都能被焦点解决团队成员们辨别出。这类信号包括学生的出勤率突然下降、成绩变差,或者突然间的性格或情绪转变,这些都可以在教室里被观察到。

从一位抑郁学生的例子里可以看到老师们是如何回应其发出的信号,并且给予更好的支持的。这位学生说:

"进入加尔扎中学之后,我喜欢小班化的教学。我喜欢整个学校的理念,孩子们和老师们之所以会待在这儿是因为他们想要待在这儿。大家都知道有时候我们过得不顺,有时候我们会因为校外的事情而格外纠结。在我之前的学校,人们并不考虑这些,但在这里我不会感到压力,因为老师们会关注我,注意到我什么时候需要更多的支持。因为这所学校,我不再感到有压力了。"

在这位学生的例子里,教职人员注意到她经常在教室里哭泣,时而迟到或缺勤,说她感觉不到价值,以及不能和同学正常交往。这些表现在学生身上并不常见。在学生服务中心讨论时,咨询师透露在周三之前,这位学生的父母告知她这名学生被诊断为重度抑郁症(MDD)。这是由一位社区心理健康中心的精神科医生在一年前下的诊断。团队里的这位咨询师提出重度抑郁症患者会有类似的症状。因此,团队决定不去惩罚这位学生的违规行为以及她的缺勤或不交作业,他们反而更多地和这位学生积极的互动,来为她提供更多的支持。团队还让学生每周去见一次学校的社工。支持措施的改进其实很微小,但学生的感觉大不相同。在之后的会谈中,她这么说道:

"加尔扎中学减轻了我生活中的许多压力,特别是在我抑郁的时候。这里的人们非常热情友好。我不再对上学感到压力。以前当我抑郁的时候我并不想上学，但现在不会。这里的老师帮了我很多。如果我想要回家一个人待着也是被允许的。我的一位老师会说，'去做你想做的事，我会让你早点回去。'这是我没有辍学的一大原因……我很快就要毕业了。老师帮助我走出来，让我了解到我不需要因为难过而放弃学业。加尔扎中学让我能更容易地去处理危机。"

老师、咨询师、社工和其他工作人员聚到一起，去了解和发现每个学生的需求。如果工作人员发现了某些信号，显示学生的行为表现出较大的压力或变化，他们会将这些信号作为警醒信号。这让他们能够专注于帮助学生。他们可能会给学生服务中心提交转介信，任何人可以在任何时候被转介给学生服务中心。有些学校很幸运拥有学生服务中心和危机应对团队，能在发生危机或其他严重问题时帮助学生。不仅仅依赖于专门的心理健康团队，焦点解决模式下的中学老师都做好了准备，能随时应对学生的情绪需求。如果问题顽固存在，老师和其他工作人员会向学生服务中心提交转介信。当接到转介信后，学生服务中心的工作就是要聚焦于解决方案：① 保持对当下和未来的专注；② 识别现有的以及过去曾经起效的解决方案；③ 保持社会行动，专注于关系。

关注现状，确定当下可行的解决方案

制订和提供解决方案的共同目标是理解学生当前正在发生的事情，并希望学生参与到一个在当前情况下有效的解决方案中。如果这种理解有助于提出解决方案或者开始实施解决方案，那么团队就如预期那样是有成效的。学生服务中心的工作不仅在于明确当前的问题，还在于防止问题继续严重下去。学生服务中心并不对处于危机之外或者不需要立刻去关注的学生做出应对，但是团队知道许多学生是在默默承受着痛苦，可能倒退一小步他们就会陷入非常糟糕的状况。重要的是调节当下的行为。因此，中学的工作人员会仔细观察每个学生的行动，并且保持持续关注。当他们觉得有些事可能会导致学生在学校的表现出现问题时，他们会将学生转介给学生服务中心，通过焦点解决团队来矫正那些小问题，防患于未然。

学生服务中心在收到转介信后，就要保持专注于当下，并且认识到未来可能会有效的那些现有的解决方案。让团队能够立刻聚焦于解决状态的一种做法，是在每次会议的开头都进行目标陈述。当目标被大声朗读出来，团队会立刻明确为什么他们在这里开会。仅仅知道与会的各位都想要帮助面对问题的学生，这是不够的。大声宣读目标能够挖掘出团队紧密合作背后的本质意图。目标陈述可以很简单，类似于"一起合作，寻找满足这些学生需求的积极方法"。归根结底来说，目标的陈述必须是围绕着解决方案的，并且要聚焦于当下和未来。目标能够使团队会议中的描述、行动和动机更有条理，使社交行动计划的规划更加清晰。能够进一步帮助激发具有建设性的活动来提出解决方案，使团队在整个过程中都是专注的。团队成员互相激励，专注于寻找哪些事情能够帮助学生，哪些事情可能在未来能够帮助学生。会议很容易被带歪变成一场吐槽抱怨的谈话，当发生这种状况时，让每个与会成员再次重复团队目标，记住他们有义务去和学生协同构建解决方案，而不是花时间去抱怨或者分析问题，这是很重要的。这并不是说不讨论问题，而是说每个团队成员都参与的焦点解决对话中，对问题的讨论应该被用来作为建构解决方案的支点。

社交行动计划

在会议最后，团队会得出行动导向的可行性方案。团队成员中须分配一位负责这个明确的、目标导向性的行动计划。计划包括社交行动,着眼于人际关系,得到诸如谁在什么时候应该做什么的具体化的结果。此外,还需对后续行动和问责机制设定计划。行动计划能够让学生感受到学校在帮助他们前进。问责机制则是焦点解决的原则之一,它能保证行动计划是合理的和可行的。行动计划不应该包含不合理的期待,不应该脱离当前问题。例如,如果学生根本不出勤,那么在行动计划里给学生设定毕业日期就是不合理的。相对地,行动计划应该去帮助学生出勤。

下面这个例子里,行动计划聚焦于学生当前面临的挑战。在这个案例中,学生因为繁重的工作和家庭日程没法按时上学。学生服务中心注意到从这个学生怀孕起,她找了份工作并且很难来学校上课。因此,建议将其转介给学校的咨询师,看是否能够调整她的日程表(表5-1)。

表5-1 学生行动计划案例

行　动　计　划			
学生学号	学生成绩水平	转介资源	日　　期
转介原因1 出勤太少	讨论要点 这位学生无法持续出勤。值得注意的是该学生自怀孕后就找了份工作,不再来上学 可能的方案: 调整学生的课程安排,让其能更有效地去管理和平衡家庭、工作和学校之间的关系	转介目标 转介给学校的咨询师,讨论是否有可能改变学生的课程安排,使其更好地配合工作日程	后续安排(是或否) 是,在下周的学生服务中心会议上再次讨论。汇报调整学生日程是否有效
转介原因2			
转介原因3			

学生支持会议(SST)

学生支持会议在放学后进行,每周1次,每次3~5小时。对于非传统学校的不少教育工作者来说,他们需要应对的学生问题太多了,已经被占据了太多时间,因此,参与学生支持会议可以说是一个沉重的承诺。但是,当我们考虑到教师在课堂上为解决这些问题浪费的教学时间时,这个投入看上去是值得的。通过在正式的团队会议中设法了解学生的需求,老师们就可以减少在课上纠正学生行为的时间,管理者也不需要花太多的时间去管理。从会议本身来说,设定适当且明确的期待提供了一个效率标准,使长时间的会议也能够富有成效。

学生支持会议通常先制订各自的角色,例如指派一名引导谈话的推进者。推进者要确保队伍始终聚焦在问题解决上,并且努力为学生寻找建设性的解决方案,不能跑题或者消极看待学生。在下面这场对话中,这位加尔扎中学的老师所扮演的推进者详细展示了学生支持会议中该角色的作用:

老 师:"我不明白,我的意思是这位同学当时放弃了学业,离开了学校,但现在她重新回来读书了。我们需要在学校里给她提供什么帮助呢?"

咨询师:"我明白你关注的点。我和她联系了两次,想要见面一起来制订新的课程规划,但是她都没来。"

心理健康专家:"我想我应该没见过这位同学来咨询,为什么没有人把她转介到我这里?"

老 师:"我知道我们已经在这里讨论了约40分钟,这是我们的最后一例学生个案。我知道这是一例困难的个案,然而,我们现在的对话有点离题了。你(咨询师)是怎么和她约见面的?"

咨询师:"在大厅里看到她时我和她说的。她看起来是忘记我们约定见面这件事了。"

老　师："我在想这位学生是不是需要一个日程本或者日历来帮助她记住约定的日程。我们可以给她准备一个吗？或者我们也可以在课上给她一个便条,提醒她要见面的事。"

咨询师："好的。下次见到她的时候我会给便条和日程本。"

在推动合作性、协作性和开放性对话的会议上,不要把期望附加到具体的和非任务相关职位的成员身上。会议上的每一个职位都是拥有可描述的、带着义务并且有限制性的任务的。在责任平等和跨职位界限积极参与的氛围中能更好地展开真正的合作。然而,有些团队成员的角色是由他们本身的工作职位所确定的。区分团队里的个人职责以及团队外的角色是很重要的。为了会议顺利进行,所有角色一般在会前就要决定好,并保证会议团队能够了解学生的需要和他们所关心的事。例如,技术专家这一角色的责任是在会前设置好电脑和屏幕,让会议能够按时开始。在会议开始前,这些角色分工就已经在满足团队的各项特定需求。在准备工作之后,学生的基本情况和令人担忧的点被放到台面上讨论,与会者能应用他们独特的观点参与进来去帮助寻找解决方法。表5-2展示了学生支持会议中的角色职责以及典型的会议议程。

表5-2　学生支持会议成员角色和典型会议议程

团队成员	职　　责	目　　的
咨询师	在会前审查和整理学生的转介资料 确认要呈现给团队的重点内容 收集必要材料,补充转介信中的不足信息	让工作高效推进 团队通过信息可以快速了解个案,做好准备去提出适合学生自身状况的解决方案

续 表

团队成员	职 责	目 的
外联专家和社工	收集和打印学生近两周的出勤数据（每位团队成员人手一份） 确认任何需要进行考量的违规行为	出勤率的变化通常是问题发生的早期警示信号
护士	需要的情况下考量学生的医疗需求 从医学视角回答有关学生需求和服务的问题	在必要时提供专业性的补充知识,来帮助其他角色从更广泛的视角上理解学生的需求,并从医学角度提出解决方案
技术专家	准备电脑和投影仪,让团队成员能一起看每位学生的照片和回顾学生的材料	让不熟悉相关学生的团队成员也可以成为观察学生风险因素和提供支持的网络中的一分子 具象化学生,避免将其仅仅看作个案或者数字

典型的会议议程：
1. 重申会议目的,指导每个人进入焦点解决思维模式。
2. 重申保密协议,提醒团队成员不得将会议内容对外透露。
3. 每人一份会议上将讨论的学生最近两周的出勤数据。
4. 咨询师简要汇报需要在会上讨论的学生名单,询问其他成员是否有补充。
5. 咨询师按列表顺序挨个分享每个学生的转介信和必要的背景信息,请大家讨论可行的解决方案。* 每介绍一名学生,技术专家就会放一张这名学生的照片,这样团队成员就知道他们正在讨论的是谁。外联专家查看其出勤列表,提出潜在问题。
6. 团队决策要记录归档,并且反馈给将个案转介过来的工作人员。

* 通常按照学生姓氏字母顺序进行,但随着会议的进行,成员们可能会疲倦或变得消极,这使得排在前面和后面的学生可能会得到不同的处理。可以采取一些措施来维持前后平衡,例如改变会议的进行顺序或者按从后往前的顺序

挑选焦点解决学生支持会议的成员

并不是每一位工作人员都有意愿和能力成为学生支持会议的一分子。当然,为了推进会议进程,为了让团队主要集中在与学业表现有关的需求上,团队的部分成员是必需的,如咨询师、社工和外联专家。然而,即便学科老师经过了焦点解决方法培训,也依然需要在每一次参会时拥有正确的态度才能成为团队中具有建设性的成员。组建合适的团队需要一场直截了当的对话和承诺全身心投入的协议,即员工愿意并且能够参加每次会议并做出富有成效的贡献。

首先要确保团队成员是知晓并且能够遵循保密协议的。当对一名学生的生活经历和需求进行全面回顾时,团队成员会得到这名学生几乎所有的个人信息,而这些大多是学生完全不想公之于众的。所有的团队成员要承诺不会对外泄露会上提到的事情。若团队成员被发现他们不能保守这么重大的秘密,那么他们可能就不是合适的团队成员。没有什么话题不可讨论,因为有时候令人不舒服的话题反而会得出有效的解决方案。然而,如果记录在案,团队讨论里的很多内容都是不恰当的,甚至会造成损害;因此,会议不会进行详细记录,并且会保密。团队成员需要谨记,他们在会上做的主要是调查研究而不是验证事实。团队应该仔细考量会议上哪些内容应该被记录下来,哪些应该被忽略。重要的是考虑记录是写给谁看的,将来谁能够看到这些记录,以及读到这些记录会对学生的努力造成怎样的影响。

选择学生支持会议成员的另一项考察因素是个人想要加入团队的原因。这会涉及向这个人进行团队的目标陈述,考察这个人是否能够尊重团队目标并始终将其作为任何时候的工作重心。如果一个人加入团队的原因是他想要给老师们创造更好的工作环境,这个原因和团队目标可能就是不匹配的。会议的焦点是理解和帮助学生,而不是提高授课时间或者达成其他个人利益。正如前面所述,会议有时会冗长而使人心力交瘁。如果团队成员急着要回家遛狗,那么他不可能专注于目标学生的需求。同样,如果在听学生故事时,因过于卷入自我的情感,而无法共情到学生,可能也没法保持寻求解决方案的初衷。在正式成为团队的一分子前,每一个候选成员都应该了解会议的典型议程,并且明白为了思考解决策略和方案,有时会议会延时,有时会需要成员们投注感情在其中。

团队是要为那些未来面临风险的青少年解决困难问题,每一个想要加入团队的人都应该是充满热情的。要建立尽职尽责的团队,就要用不同的方式识别对不同事物有热情的人,让他们都参与进来。任何时候,团队成员对状况有完全不同的视角,有的发散,有的一丝不苟,当这些人一起协作时,很容易导致冲突。可能一个团队成员和其他成员们的想法很不一样,这给双方带来很多烦恼。比如,一个团队成员可能会比较温和,而另一个却总是认为手段还不够强硬。尽管如此,意见分歧可以造成有意义的对话,甚至或许能得到当前状况的最佳解决方案。建构解决方案的关键是把建立共识和承诺作为帮助青少年的最佳方式。如果意见分歧的成员们都聚焦于寻找解决方案,始终以学生为中心,那么团队就能够解决分歧并保持工作不脱轨。这可能需要培训和练习,但是团队应该始终把握一个中心思想,就是比起解决个人挫折和坚持个人信念,团队还有更重要的目标。在团队合作中,问题的解答存在于混合的多样性想法之中,由焦点解决对话来得出。

运用焦点解决学生支持会议服务于学生

会议上提到的问题多数来自老师们的转介。在非传统高中这样的机构里,学生更多的时间是待在教室里的,因此老师是最能看到学生的成功和令人不安的退步的。在一个焦点解决的环境中,管理人员和支持人员鼓励教师识别任何可能出现的异常情况,并提请学生服务中心注意。教师向咨询师提交一份转介表,咨询师审查后将其带到每周会议上。表5-3展示了转介表样例。

表 5-3 转介信格式样例

申请日期/时间	申请人邮箱	咨询		转 介 格 式		
		学生姓名	学生学号	咨询师(或指派的其他专业人士)	需 求	补 充 信 息
2017.3.30	teacher@garza.org	肯德拉·威廉姆斯	1234		课堂上学生表现抑郁	学生在课堂上睡着今晨被人看见在大厅哭泣该生被诊断为抑郁症
咨询师约见学生的日期 2017.3.30	咨询师约见学生的时间 下午3:00	学生约见结果	后续会议	后续会议日期	学生服务中心转介信	补充信息
		讨论抑郁症状和学业目标	是	2017.4.6	是	在接下去的会议中寻找解决方案来稳定学生状况,在这之前学生会持续去见咨询师

这张转介表也让工作人员能够更好地反馈信息给老师,那些学生服务中心的成员共同认可的行动或解决方案,下一步做什么,后续的计划等。这可能包含让老师继续观察和检查学生进步的时间表。与团队会议中的其他记录一样,这些转介表会造成潜在伤害。因此,这些表格是正式的文件且要严肃看待。如果只是出于沮丧的心情而写下转介信,也许会导致其中的内容毫无帮助甚至刻薄,或者不恰当地暴露信息。尽管这可能是因为工作人员充满热情和关心,但所有的工作人员还是应该训练自己撰写学生文档时要谨慎小心,并且着眼于学生的长处。最好描述简洁并坚持基本事实。

文件和表格是至关重要的,但围绕学生服务所展开的交流大多是非正式的,通常是根据个别工作成员的需求和习惯来进行的。有些人更喜欢与咨询师联系,而有些人为了获取反馈,可能希望直接与主要负责人联系,还有一些人则更愿意将表格放入邮箱,等待书面答复。正如在焦点解决环境下的任何过程一样,个性化的沟通发挥着重要的作用。为了确保员工的互相合作和对团体的投入,要让员工能够自由地提出他们所期待的适合个人风格的沟通要求。这需要团队成员互相沟通、互相了解,从而达成最有效的信息共享。

通常情况下,提交新的转介信时,需要咨询师先与学生见面,提供问题解决建议或者进一步制订有意义的解决方案。这个会面通常在学生支持会议之后,但必须在后续团队会议之前进行。对于非纪律问题,咨询师是学生心理或行为问题的首选联系人。如果咨询师在推进中遇到阻碍,或者需要通过正式途径来解决问题,他们会选择寻求校长的行政支持。咨询师能够给学生构建安全区域,因此让咨询师先去和学生接触能够提高学生与校长对话时的安全感和认同感。无论背景如何,校长的身份对学生具有重大意义。咨询师先在以学生为导向的环境中打开沟通的渠道,这样学生和校长能更容易地建立起互相理解的关系,在这种关系中,校长能够更好地表达其愿意给学生提供支持、解决方案和问题的答案,而不是施加惩罚。

将父母纳入学生支持会议

让家长接触团队所提供的焦点解决策略和干预措施,这个过程能让家长从根本上理解学校工作人员的角色和动机。当学生进入焦点解决模式中学就读时,家长可能已经花了大量的时间在学校与管理者讨论孩子的行为。当接到要求参会的电话或通知时,家长们的反应各不相同。因此,几乎不可能制订出适合所有家长的具体指南或预案。每一个在非传统高中工作的教职人员都明白,每个学生的家庭结构和状况都是那么不同。有的家长会竭尽所能去帮助孩子取得成功,而有的家长会做出不恰当的干预。还有一些家长有退缩感,他们感到绝望,觉得自己已经做了所有能做的事情,而如果真有什么有效的话早就应该已经起效了。在与学校工作人员会面时,家长很可能知道会遇到什么情况,并因此产生抵触心理。此外,家长本人在学生时代可能有过负面经历,过去的经历可能会使他们无法准备好去接纳焦点解决方法。

学校工作人员需要牢记的是,就像所有其他与学生的教育和福祉有关的接触一样,在与家长的接触中要建立因共同关心孩子而合作的关系。家长们所想的更好的结果可能与老师和管理人员所想的不同。与父母见面主要有助于建立彼此的尊重,并且建立共同关心孩子的意识。然而,要想建立能够合作进步和共商解决方案的关系,就需要建立一个安全的空间,在其中不做批判,并且接纳改变。改变对话是改变学生的第一步。与父母的对话通常会和工作人员对这些对话的预期有所不同,但即使是沟通不理想,或者对话无法像工作人员和家长想的那样具有建设性,它还是有可能揭示出帮助构建学生体验框架的动态模式。即使是短暂的会面也可能给家长和学生展示建立关系的基础。

例如,一名带着新生儿的学生和她们的养父母没法好好相处,这影响到了她的学业。以下是她的陈述，描述了非传统高中如何影响了她和父母的关系：

进入加尔扎中学之前，如果用 1 到 10 分来打分，我和父母的关系只有 3 分，如此低。我从来不去上学，沉迷毒品，从来不回家，就是为了反抗父母。我父母说我应该整肃自己的行为，然后去上学。我这么回答："这是我的选择，不是你们的。"加尔扎中学的一位老师注意到我缺课和迟交作业，他询问了我的家庭情况。我给他讲了我的父母以及我们相处得不好，我感觉自己在家情绪不稳定。接下来一周，在咨询师的办公室里，我被问到是否想要进行一次家庭会谈。我当然想说不，但是我信任加尔扎中学的人，他们关心我，不会让我去做有害于我的事情。所以我和父母与咨询师一起进行了几次会谈。我们讨论了彼此间的沟通，我们分享了彼此的感受。我想我们学会了如何告诉彼此自己在想什么以及需要什么。

现在我和父母的相处可以打 9 分了。我有一个孩子。我已经和恋人稳定交往了两年，重拾了责任感。在孕期我的父母非常支持我，我想如果没有在加尔扎中学的那些经历，我们之间的相处不可能这么融洽。我以前的学校很糟糕。学生们不停地大喊、尖叫、打架、敲打东西。他们都待在走廊，从来不上课。老师也很粗鲁，不理解学生。举例来说，如果你明明有原因才晚交了作业，比如孩子生病了，老师会说："不用找借口，你交的不算数。"我觉得这实在太粗暴了，而在加尔扎中学，学生可以在一段时间内自由提交作业，我更喜欢这样。加尔扎中学的氛围更加闲适和随和，我现在在家也不太会生气和紧张了。

建设性的家长协作通常是在非公开会议的开放性对话中开始的。尽管大家的努力都是以学生为中心，但是与家长的对话可能会引起学生的敌意，或者造成很难与学生交流的环境。非公开会议让父母有机会转变他们沮丧或防御的立场,转变为感觉自己是有助于带来改变的伙伴的立场。学校往往发现家长愿意怎么做和能做什么去支持学生,这可以为当前的困境提供最好的解决方案。通常,在使用焦点解决技术的过程中,家长会发现解决方法。对话的目的在于让每个参与者都站在同一立场,这不是为了使大家达成共识,而是让大家看到现实状况,并基于此来为真正潜在的问题提供解决方案。这种转变为学生在残酷的环境中创造更加受欢迎、更加安全的状态。学校工作人员如果发现学生服务中心的联席会议会威胁到学生的舒适感以及学生和学校之间的关系,那么针对特定的学生可以运用其他方式来推进。还有一种情况是家长和管理者商讨后觉得可能在共同面对并反对权威的情况下亲子间能团结一致,那么管理者可以转变为发布最后通牒的角色,来让家长与学生站在一边。这种策略对正在与权威斗争的青少年十分有用,有助于与他们建立合作关系。

管理者可以作为许多亲子动态关系的引导者。即使在父母高度投入和行为良好的情况下,与管理者的会面仍可以释放家庭的压力。一位学生描述了加尔扎中学如何释放了她家庭中的紧绷感:

"当我还在原来的学校时,用1到10分来打分的话,我得说我和我妈妈的关系只有5分。那所学校不太认同我的成绩,因为我妈妈是一名学者,她拥有博士学位,我的姐姐也上了大学。我妈妈希望我能够表现出色,但我觉得我不需要做到那样的地步。因为她自己的成就,所以对我抱有极高的期待,但是我历史、写作和数学都不好。我们经常吵架。我的成绩,什么事她都会说到我的成绩。没交作业,没按时上学,没全勤。我觉得我们太不一样了,但是在与副校长一起的会谈中,我发现我和我妈妈其实很相似。比如:我们在哲学认识上很像;我们信仰相同,有同样的道德观。现在我们拥有了更多共同点,我们看到了彼此的相似处和不同处,我想说我们的相处现在有8分了。我的成绩越来越好,这对我很有帮助。自从我来到加尔扎中学,我们的关系有了明显改善。"

不管会议的结果如何,这都是一个重要的起点,让所有人都关注于学生真正面对的挑战和潜在的解决方案。不论表面行为的本质是什么,一种规划或支持的方法不会对所有的学生产生同样积极或消极的结果。与家长的协作可以进一步细致了解学生的生活,从而提供更全面的解决方案。

团队合作需要一定数量的专用资源。例如在加尔扎中学,组成学生服务中心团队的成员们大多是标准的后勤人员,他们可能在任何公立高中工作。在这种情况下,主要的区别在于学校全职咨询师的数量。在得克萨斯的高中里,大约 500 名以上的学生配备 1 名咨询师,而加尔扎中学维持着每 100 名学生配备 1 名咨询师的比例。这一比例是焦点解决项目的关键之处,因为非传统高中学生群体多样化且有更高的需求,同样的咨询师在这些需求上投入的时间也就更多。维持这样的咨询师人数需要投入大量资源。由于学校的设置,在别的学校可能用于体育和课外项目的那部分资金,在这里可以重新分配用于支持咨询师工作的开展。那些提供社工的社区项目也会给予支持,例如学校的社区,它可以满足学生的一些治疗咨询需求。外部机构也可以提供一定程度的帮助,他们给工作人员提供支持,给所有在校学生提供及时和恰当的服务。

为了能高效匹配咨询师的可预约时间和学生的日程表,焦点解决模式中学可以在校内建立一个低价的咨询预约系统。加尔扎中学已经实施了这种做法。当学生觉得有必要去见咨询师,他可以要求老师去提交申请。老师访问共享的在线文档,输入学生的姓名和必要的基本信息,这些信息会被标记成不同的颜色或者标记成不同的紧急程度。例如,学生可能申请在期末之前进行会谈,或者可能会需要根据日程来调整会谈时间,这些都可以被写在文档里,这样咨询师可以排序先与哪个学生见面,以及哪个学生可以放到当日或者本周晚一点的时候。

在咨询师的办公室里有两个显示屏,一个不停滚动着预约请求列表。如果咨询师发现他们无法及时处理紧急请求,他们可以转介给其他咨询人员。当发生紧急情况,老师不需要等待系统传送请求,而是可以打电话给咨询办公室的人或者学校社工让他们到教室去,护送学生去指定地点。这个系统的目的在于及时回应,防止学生坐在咨询室无所事事,耽误时间,等待一场可能因为紧急情况发生而被咨询师推迟的会面。学生的需求是每一个焦点解决系统的核心,这一点尤其重要。

加尔扎中学的咨询师总共负责大约350位学生,但他们每学期收到的会谈请求接近2 000例,这还不包括要求学校工作人员或学院和职业规划顾问提供服务和会谈的请求。虽然投入和员工风险十分巨大,但咨询服务依然是焦点解决模式中学的基本组成部分,也是服务于那些最需要帮助的学生的主要方法。

一个学生服务中心的工作案例

当雷的照片投到屏幕上时,副校长告知成员们这名学生在当天早些时候被抓到破坏学校财物,并且上一周他没能完成家庭作业。这很奇怪,因为雷以前会按时出勤,向着自己制订的目标努力。雷的经济学老师在三天前发现了其行为上的变化,并向学生服务中心提交了转介信。学生服务中心的任务是了解为什么这名学生要违反校规,以及在理解的基础上提出适合雷的解决方案。

在讨论了雷当前的学业和社交生活后,咨询师提到雷离家三年的父亲近期回家了。雷激烈的行为改变一下子就说得通了。团队成员开始思考雷需要什么,怎样的方法能够帮助他。回顾雷的成绩和缺勤记录,很明显,在春季毕业对于雷来说是非常重要的,然而,如果雷继续这样缺课和不交作业,他将很有可能延期毕业。

现在团队已经找到了可能影响雷行为的原因,团队开始将重心转移到寻找解决方案上。比起将焦点放在问题和风险因素上，团队更多的是立足于雷的优势，讨论雷过去为了克服学业和出勤问题做了哪些努力。团队里的一位老师提到，春天的时候雷在教室里吃午餐，雷和其他同学利用午餐时间来做作业，这让他们能按时甚至提早完成作业。这位老师回忆起雷曾提起过这个午餐小组，说他很难在家里完成作业。既然在午餐时间完成作业曾经对雷有帮助，团队决定给雷提供上学前、午餐时间和放学后三个完成作业的时间。

团队还决定继续关注雷，看他是否会有更多突变的行为。尽管因为父亲的出现，雷正面临着一段艰难时期，团队依然立足于雷的目标和优势来调整着自身的视角，而不是立足于挑战。团队注意到这是雷第一次被转介到学生服务中心，他们认为下周的会议中还可以围绕雷再次进行讨论。团队认可这一做法，因为他们的目标是指定以解决方案为目标的行为方案并进行尝试；如果解决方案无效，就寻找另一种解决方案。

要点牢记

- 跨领域法是焦点解决模式中学的固有部分，因为专业背景的多样性将能提供更多的解决方案。
- 为了预防问题的发生，学校教职人员要识别学生异于往常的行为，共情并支持他们，即便这些行为变化最终不会成为风险因素或导致危机情景。
- 为了给对话所指的学生提供支持和帮助，学生服务中心需要拥有多领域的专家来提供多样化的视角。
- 学生服务中心专注于个人。他们使用学校、父母、社区外机构等能提供的现有的解决方案和资源。
- 团队会议专注于当下和未来。团队保持明确的目标，有时可能停下对话去重复和提醒每个人会议的目标是什么。

- 保证私密性，限制记录在学校档案中的信息量，减少团队成员、其他专业人士和父母之间传递的信息量，以上这些能够增强互相之间的信任感。
- 焦点解决学生服务团队依赖于咨询和心理健康服务资源，但也需要父母作为团队的一分子来参与合作。

总结

  这一章展示了如何在跨领域团队中使用焦点解决，并且提供了详细的案例来说明怎么建立学生服务中心团队来处理学生问题。本章还用详尽的描述和案例来呈现焦点解决团队讨论中的技巧。焦点解决学生支持会议每周进行，其参与者来自各个领域，能够通过焦点解决对话给讨论中涉及的学生提出个人建议。对话是目标导向的，专注于当下和未来，最终得出具体的行动方案。转介到学生服务中心的学生会先呈报给咨询师，由咨询师在团队会议前先约见学生收集信息，与学生一起寻找解决方案。跨团队合作对于确保焦点解决模式中学的成功是至关重要的；所有的老师都应接受焦点解决方法的培训，并参与团队合作。

注意

  本章所提供的案例都来自调研访谈，对象是非传统中学的学生以及与他们相处过的工作人员。为确保保密性，姓名和部分信息有所修改。其中部分访谈是在得克萨斯大学奥斯汀分校霍格心理健康基金会的慷慨帮助下完成的，在此致谢。

参考文献

Franklin, C., Guz, S. (2017). Tier 1 approach. Alternative schools adopting SFBT model. In J. Kim, M. Kelly and C. Franklin (Eds.). Solution-focused brief therapy in schools (pp. 52 – 73). New York, NY: Oxford University Press.

Franklin, C., Moore, K., Hopson, L. (2008). Effectiveness of solution-focused brief therapy in a school setting. Children & Schools, 30(1), 15 – 26. doi: 10.1093/ cs/30.1.15.

Murphy, J. J., Duncan, B. S. (2007). Brief interventions for school problems (2nd ed.). New York, NY: Guilford Publications.

Streeter, C. L., Franklin, C. (2002). Standards for School Social Work in the 21st Century. In A. Roberts & G. Greene (Eds.). Social workers desk reference (pp. 882 – 893). New York, NY: Oxford University Press.

第六章

课程与教学

开篇故事

加尔扎中学的一位老师描述了她应用焦点解决方法的经历：

在焦点解决模式中学工作,会给人带来很多挑战,也带来学习的机会。我们所应用的焦点解决方法给了我新的思路去处理课堂内外发生的各种状况。

浮现在我脑海里的是当时我的一个学生有焦虑的问题。当作业里出现看似困难的题目,通常是应用题时,她会变得非常焦虑。作业对她来说并不具有挑战性,但是如何应对焦虑对她来说是个问题。她把焦虑投射到作业上,使原本对她来说不难的问题变得困难了。我看过她如何挣扎、变得愤怒、安静下来然后尽可能地远离作业。我必须承认最初我为此感到很沮丧。后来我意识到我们两个的沮丧不能带来任何有用的解决方法。我知道尽管我不能治好她的焦虑,但我可以帮助她寻找应对策略,至少在那些有关代数的问题上我能帮到她。

为了找到有效的方法,我用了焦点解决方法。起初,我挑了一个她冷静学习的时候问她："与这个概念相关的题目你做得很好,你看起来也很平静。今天有什么不一样吗?"她说这些题目没涉及太多文字,她能看懂这个概念。为了不打断她的情绪,我让她继续学习。之后我再走到她旁边时,她请我帮她看一道应用题,我能感觉到她的沮丧。我令自己平静下来,说:"之前的题目你做得很好。那些题目和这题是讲同一个概念的,只不过这道题目是用文字表达出来的。"她迟疑地看看我说:"我把事情想得太复杂了,我觉得很沮丧,我不明白这道题。"我抓住这个机会,接着她的话说下去。我们谈到了她是怎么应对那些压力情境的,以及为什么有时处理结果并不好。我问:"有没有什么时候你面对了挑战,然后得到了一个好结果?"她一下子想不起来,但是她想起了许多因为她的应对反而让事情更糟了的情况。我们讨论了如果她不去应对的话有没有可能变得更好。

之后,我们讨论了当前的问题,我们谈到什么可以帮助她不沮丧且有条理地解决问题。我们用呼吸技巧来帮助她放松。我们用纸把后面的句子盖上,只专注于当前这一个句子。我们一起通读题目,她把信息写下来,并且想明白自己需要如何去评估这些信息。她完成得很好!那之后,她说:"如果我不想得太复杂也不那么怀疑自己的话,我能够做好这些题。"我们一次次地坐下来,重复同样的技巧。之后我与她谈论如何把已经学到的东西运用到生活中的方方面面。从那以后她好多了,很少出现情绪爆发或者封闭自己的情况。

引言

非传统中学里,课程和教学是最能对学生起效的,因此教室内的设置要灵活,规模要小,课程设置要更加个性化和差异化(Alfasi,2004;Aron,2010;Watson,2011)。事实上,研究指出小班教学和个性化的分组能够让学生取得更好的学业成绩,这些典型特征所带来的优势是有循证实践依据的。前面这个例子里,老师有时间坐下来和学生讨论,寻找能够帮助她学习的个性化数学解题步骤,从这里就能看出小班化和个性化教学的有利之处。另外,非传统中学也绝不能放弃严谨的课程教学,那样的做法会进一步危害学校里的高危学生。当非传统学校不符合教学标准时,它们会导致低收入人群、少数民族和其他高危学生与普通人群的成就差异(Caroleo,2014;Hahn et al.,2015)。相反,研究结果显示,那些在学业上被培养得很成功的非传统学校通常会设置挑战性的课程、实践学习和大学预备课程,这些课程可以与其他学校相媲美,甚至超过它们(Aron,2010;Institute of Education Science,2010)。

此外,研究还指出那些对于高危学生来说最合适的高中设置与社区高中类似。学校提供心理健康服务和社会服务,也提供环绕式服务和其他社区支持(Bathgate & Silva,2010)。本章提供的案例展示了在焦点解决模式中学里如何设置课程和教学。我们讲到课程和教学的设置要符合焦点解决的宗旨,还要提供以下要素:高期待值和学术严谨,聚焦目标的方法,小班化和个性化的教学设置,自主学习以及专业教学支持人员。我们还展示了电子相册和被称为"星光大道"的个人毕业典礼,从中可以看出焦点解决模式中学的教学设置中如何体现了焦点解决模式的个性化宗旨。最后,我们列举了老师们在课程教学中使用焦点理念的几个例子。

焦点解决模式中学的课程与教学

焦点解决模式中学的结构和课程设置旨在给予学生自主权,让他们能自由建立个性化的学习方案,利用现有的目标、优势、资源和动力去完成学业、取得学位。课程和教学设置要围绕以下几个要素:
- 高期望值和学术严谨
- 聚焦目标的方法
- 小班化和个性化的教学设置

- 自主学习
- 充足的专业教学支持人员

高期望值和学术严谨

尽管在焦点解决模式中学里，老师们有很大的自由去决定开什么课程、做什么课题和安排什么作业，但是课程设置还是要符合美国州立课程标准，不能缩减。如果老师认为需要把课程变得简单以便于学生理解，就会造成非传统学校和其他学校学生的成绩差距。焦点解决模式中学的老师们会对学生抱有高度的期待，这能帮助学生识别和巩固他们已经有的技能，让学生能学业有成。这项工作是严格而具有挑战性的，老师作为合作伙伴，在校期间支持学生自主学习。由于课程是基于美国全州使用的相同标准的学习单元，进入学校后学生可以打开同样的学习材料，并延续之前学校所学的课程继续学习。

一位在加尔扎中学工作的老师说，面对不同的学生，她是这样来保证高期望值和学术严谨的：

我有一些学生很聪明，可是他们一时间并不愿意去努力，我是不会同意他们去读那些达不到他们能力水平的学习资料的。例如，我不同意他们阅读斯蒂芬·金的书。我会给一些孩子三周的时间来阅读剧本，因为我知道即使他们很努力去读依然会读得很困难，但我会要求另一些孩子用更短的时间去读完同样的剧本。我会观察每一个孩子的技能水平，然后问问自己："我应该让每个孩子去面对怎样的学习挑战，我应该怎么驱动他，怎么让他保持下去？我应该怎么去对待水平不同的孩子？"

这种教育理念容易让人觉得不够好的是课程不能变动这一点。学生必须在指定时间完成美国州教育部门规定的考试，来证明其对于指定项目的理解是达标的。这种教育目标看起来比较僵化,但通过学校环境和课程的设置方式,能够对此做出一些改变。如果一名学生能够在二月完成初级微积分的 AP 课程,她依然可以在五月进入一个为期两周的复习模块,像本州的其他高中生一样,为统考做准备。

加尔扎中学全年都运营,除了传统的学年外还开设夏季课程。为了达到毕业目标,学生们会在四个学期里高度集中于核心学科。表 6‑1 展示了具有代表性的加尔扎中学学生的课表。

表 6‑1 加尔扎中学课程时间表

第一节	9:00~10:10	数学
第二节	10:10~11:20	科学
午 餐	11:20~12:05	社会研究
第三节	12:05~13:15	英语
第四节	13:15~14:25	选修
第五节	14:25~15:35	选修

加尔扎中学专注于学术课程以及那些课程大纲和毕业要求里罗列的特定目标,并取消了体育课和其他课外活动。不过,学校鼓励学生参加各式各样的运动社团,参与那些他们未来也可以继续进行的运动。尽管学校没有自己的运动队,但却有代表性的吉祥物——格里菲斯。学生们可以在课余时间互相交往和社交,但这并不是强制的,校园里没有社会阶层,没有必须加入团队的压力,也没有竞争氛围。事实上,焦点解决模式中学的一个明确特征就是不搞社交小圈子,这有利于让每一个人都被接纳,并受到尊重。

在加尔扎中学,教师不会给学生布置课外作业,但部分学生为了能尽快完成课程会选择做课外作业。个性化的学习日程表进一步促进了滚动课程的设置,学校每两周就有新生入学和参加定向培训的机会。定向和入学过程已在第二章进行了介绍。不论学生什么时候入学，他们都能得到以学生为中心的个性化教育体验，而且永远不会被要求从头开始。例如，一名学生可能从十月中旬开始进行了六周的代数 2 学习。这名学生不需要等到代数 2 开课时从第一天开始学习，也不需要按照当前正在学同样课程的同学们的进度来学习。她可以根据自身的进度来规划下一步的学习课程。示例 6-1 展示了加尔扎中学课程教学的主要元素。

示例 6-1 加尔扎中学的课程和教学

全年运营

冈萨洛·加尔扎中学全年开课，不仅有传统学年，还开设夏季课程。

滚动课程

每两周都有新生入学和培训的机会。不论学生何时入学，都可以体验到以学生为中心的个性化教育规划，而不需要从头开始。例如，一个学生可能从十月中旬开始进行了六周的代数 2 的学习。这名学生不需要等到代数 2 开课时从第一天开始学习，也不需要按照当前正在学同样课程的同学们的进度来学习。这名学生可以根据自身的进度来规划下一步的课程设置。

多学分课程

加尔扎中学设置了多学分课程。例如，一门课程总共包含 2.5 个学分，其中整合了体制管理（0.5 学分）、庭审体系和实践（1 学分）、户外开拓训练（0.5 学分）和社会学专题（0.5 学分）。进行这门课程学习的学生须参与各式各样的团体，获得丰富的体验，比如学习应急准备、生存技能、心肺复苏和急救认证、危险品培训和刑庭诉讼程序。

多样化设备

学生可以结合在线(用学校电脑)和教室内完成作业的方式来进行课程学习。非传统中学的每一位学生都可以在学校各区域的教室里使用同样标准的电脑和软件。在线课程中使用的材料都是按照州和地区(美国)指南来安排的。

线上学习

加尔扎中学提供线上教育,使在其他公立高中上学的学生可以通过在线方式完成课程作业、重修学分或者为了高中毕业而加快学分的获取。另外,加尔扎中学线上提供准备州立考试(美国)的复习资源。这些不涉及学分的课程资源能给学生提供资料来复习备考。

没有回家作业

从不会要求学生在课外做作业,但部分学生为了尽快完成课程学习,可以选择完成回家作业。

聚焦目标

有关课程设置和教学设备的焦点对话可能会从学生提出的问题开始,但很快就会转回到学生的目标上来,通常会聚焦于学生的目标以及学校可以为学生达成目标提供哪些帮助。接下来的例子展示了一位老师是如何通过聚焦于目标,来帮助一名陷入困境的学生取得学业进步的:

"最初,我的学生会找很多借口,偶尔哭哭啼啼的,还会翘课。为了帮助她掌握她所需学习的课程,我们研究了几种不同的策略。一个学期的课程她花了将近一年半的时间学完。我们看了她的工作文件夹,讨论了她曾经做得非常成功的任务和工作。我们做了一个基准评估，以期找出这种差距来自哪里。来看看我所使用的策略。我的策略将描述问题/困难和制订合理有效的目标混合在一起。虽然她依然有翘课的问题，但我们讨论了她的目标（在夏天之前完成美国历史和政府/经济课程），她渴望实现这个目标。我们的谈话让她找到了更适合她的课程设置。她更喜欢做传统的作业，电脑作业对她来说有些困难。现在她会在课上提问题，每天都有进步。这对她来说是一个巨大的转变。"

将学习目标拆解成更小的目标，以便在规定的时间内实现。加尔扎中学的老师们说这些小目标其实就是让学生在选定的时间段内，设置掌握学习内容的合理期限。SMART 目标表是加尔扎中学评估学生学习目标进展的一种方法，它被用来评价学生为实现目标所取得的进步。在第四章讨论目标设定时已经介绍过 SMART 目标表。一些老师还使用日历来帮助学生检查自身在获得学分方面取得的进步。学生和老师都可以利用日历来持续评估学生对那些与毕业有关的课程的掌握程度。在焦点解决谈话中，老师可以将日历作为参考点，帮助学生评估自己朝着个人设定目标努力后所取得的进步。下面两位老师提供了相关案例。

其中一位老师提到指导高需求学生的挑战：

"我面对的最糟糕的情况就是，有些学生始终没有明显进步。如果每次我都能找到解决方法就好了，可惜我并不能。最有效的方法还是给他们一个日历，上面列出了毕业前的每一天，让他们填上完成课程所需的作业和考试时间。告诉他们，他们可以成功，并使他们确信。当他们迷茫时，这样做是有用的。让他们知道成功需要努力，而成功总是会带来许多好处。"

另一位老师谈到如何利用日历来帮助学生专注于目标的实现：

"我有一位学生叫艾登,他无法按时完成作业。在给学生服务中心写转介信前,我想我应该尝试一下在培训中学过的焦点解决方法。于是,我在大厅和艾登谈了谈他的近况。他没有抱怨,也没有说事情很糟糕,所以我告诉他我之所以问他的近况是因为他没有交作业,这让我很担心。一阵沉默,然后,我问他我们可以做什么让他行动起来,开始取得一些进步……又是一阵沉默……我问他准备什么时候从加尔扎中学毕业。他说他没有想过这个问题。于是,我拿出一本日历,说:'好吧,让我们看看我们现在在哪儿。'我在日历上每周划掉一项任务。过了一会儿,他意识到以他现在的速度要毕业确实还需要太长时间。最让我惊讶的是,他说他不会再在课上使用电脑了,因为那会分散他的注意力……我甚至不用自己去提及此事。我所采用的焦点解决方法起效了!"

小班化和个性化教学设置

小班化的设置有利于个性化教学,帮助学生掌握学科领域的内容。在加尔扎中学有多种班级规模,夏季每班约 12 名学生,普通学年班约 15~20 人。每节课有一名教师和一名助理督导,但被称为"促进者"的老师们不是固定坐在教室的前面,授课或制订课堂议程。相反,学生们坐在课桌或电脑前,有时戴上耳机,各自独立学习。老师和助理则在学生之间来回走动,回答举手学生的提问。

一位老师提到小班化的设置如何使她能够对学生们进行个性化的教学,帮助一些学生掌握数学课程:

"我有一些学生的母语是西班牙语。他们拿来了西班牙语和英语的数学书,我告诉他们可以使用西班牙语的教科书。我让一些学生同时使用西班牙语和英语的教科书,并且让他们用西班牙语进行考试。他们的成绩有了巨大的变化。我不知道我是否会在大班化教学设置里发现这种语言造成的障碍。那些有语言障碍的学生可能会保持沉默,成绩也可能不会很好。我认为我们不了解许多学生的个人情况,因此忽视了太多的学生。我想每一位老师在进行教学时都希望能够看到每位学生的需求,因材施教,但是当学生太多时,他们无法顾及每个人。"

为了给予学生们个性化的课程设置,帮助学生在各自课程领域获得成功,老师在一整天的教学中要调节成不同的教学水平。老师必须熟悉教学内容,灵活应对,能够回答不时冒出来的各种问题。

虽然这似乎是一个具有挑战性的指导方式,但它却是具有创造性的,可能会激励许多老师。需要广泛的知识面和技能的工作机会越来越多。在加尔扎中学,教学能力广度首先体现在课程设计的写作过程中。课程设计的写作可以由个人完成,也可以由部门团队完成,具体取决于其所需的专业化程度。就像那些传统学校一样,老师们共享资源和教具,必要时由特殊教育协调员协助老师修改某些课程,以此来完成差异化的教学。课程设计是为了指导学生而写的,但它仍然提倡学生应该提问,而不是暗示学生应该独立完成学习任务。当老师们熟悉课程并具备技术能力时,他们会对帮助学生掌握课程内容有信心。正如第二章所讨论的,一位在课程设置上具有专业能力的老师可以作为一种资源来促进课程设计的写作,并成为焦点解决模式中学里领导团队中的一员。

自主学习

自主学习课程与传统课堂课程具有同样的目的、目标和知识。唯一的区别在于学生可以自主规划时间去深化和展示他们对课程目标的理解。对于许多就读于焦点解决模式中学的学生而言,为了掌握一堂课的内容,一个人所需的时间远远少于在一个30人的班级里时所需要的时间。例如,加尔扎中学的学生不会根据班上其他同学的进度水平而被要求在课外完成同样的作业,这些作业会让他觉得无聊而心不在焉。而作业未完成或者对内容理解不到位的学生也不会被要求继续往下学。如果学生要继续往下学那么他需要证明自己完成了当前的任务,做好了继续往下学的准备。然后,学生和老师一起回顾取得的进步,再一起选择接下来的课程或单元,设置新的目标。如果学生需要更多的时间或者不同的方法来帮助掌握学习内容,老师会在这些学生身上花更多时间,通过提问来激发学生的批判性思考,帮助学生培养学习技能,掌握课程中对未来进一步探索有用的知识点。

自主学习过程中,设定学习单元的开始尤为重要。在这里,教师为学生提供一个起始点,然后陪着他们一起决定完成任务的时间规划,让学生有机会按照个人偏好来做选择。有的学生喜欢全班都阅读同一本书,对课文有同样的理解,当然也有的学生不喜欢。有些人会阅读课文,有些人不会。有些人在完成课程后得不到丝毫满足感。然而,当老师布置的作业是让学生对比两本小说,再给他们一个学习作业框架,双方合作就可以让作业对他们而言更为有趣也有意义,同时还能符合课程必要的标准。比起要求学生阅读《红字》然后完成作业,学生可能会更愿意潜心研究《弗兰肯斯坦》和《星球大战》,完成具有创新性的作业。让学生参与课程设计可以提升他们投入的程度和兴趣,同时持续培养每个学生的个体价值观和动力。

专业教学支持人员

为了确保学生能够取得成功,焦点解决模式中学会雇用专门的教学支持人员。加尔扎中学雇用了大量的咨询师和支持协助人员,让他们与学生互动,在学生从入学到毕业的整个过程中对他们进行密切照看。学校里还运作着"学校社区"这样的辍学预防项目,给学生提供社工服务和额外咨询服务,提供额外的学术支持,监督他们的学分进度。此外,学校还聘请了来自社区的志愿者、前辈和导师,并且和得克萨斯大学奥斯汀分校以及史蒂夫·希克斯社会工作学院合作。加尔扎中学不要求学生自行寻找那些他们实现学业目标过程中需要的资源，而是会给他们提供一个可以获取所需外界资源的学校环境。学校还为社工和其他心理健康专家提供进行个体咨询或团体辅导的空间，例如社工和专家可以利用专门的空间来处理学生的悲伤情绪和压力。

专业教学支持人员能够帮助那些需要额外支持的学生。下面这个案例展示了咨询师如何向需要额外支持的学生解释其工作怎样能协助学生实现毕业目标，这个案例说明了专业教学支持人员所扮演的独特角色：

"我协助过一位厌学的困难学生，我们每周都会一起来设定目标。他正在努力，希望能按时到校。我一边帮助他实现按时到校的目标，一边与他庆祝他在课程上的进步。最近一次咨询中，他闭着眼睛，想象自己戴着毕业帽、穿着长袍，而我则在一旁哼着毕业歌。他的迟到次数减少了一半，同时距离完成对他来说最难的课程仅剩两章的学习内容了。"

一位社工写了下面这个案例，同样展示了他是如何帮助一位需要提高出勤率的学生：

"在接到老师提出的社会服务转介信后，我为一位出勤率有问题的女生提供了辅导。当我和这位学生见面时，她向我说起为什么她会缺勤。她的主要问题来自家庭生活和工作。她的父母去世了，她现在和另一位亲戚共同生活，这位亲戚用她的食品券来养活自己。这位女生需要打两份工来支付房租以及养活住在她家里的另外三位亲戚。我提出评量问句让她量化她在学业和工作方面有多累。在几周的课程里，我们制订了策略，关注她过去的成功，来提高她在刻度化问题上的评分。她放缓了工作，把自己和学业放在首位。这位学生说她从中学到了终身受益的人际交往经验,那就是避免让别人利用自己的信任。"

学生服务团队里的咨询师、社工以及其他心理健康专家会同时与老师一起来帮助在课业上有困难的学生(团队合作的全部内容已经在第五章进行介绍)。一位向社工提出转介的老师谈到了她怎么持续帮助班上的学生,她是这样说的:

"在课程之初,这位学生看起来就不太开心,还提到想要用英语工作。我们聊了一会儿,他描述了他的心情,还粗略地提到了家庭问题。他不想去接受心理咨询。我建议他多花时间在历史作业的阅读部分,做一些抄录,这样周一就能回答得上来问题。我联系学校社区,给社工写了转介信。回到教室,我问他我们怎么做才能提高一个档次;他回答说他只想看书。我说可以读20分钟英语,然后继续做世界历史,最后以时事讨论来结束。我还说我为时事讨论准备了零食(水果)。他读了15分钟英语,然后自学世界历史。他的情绪有所改善。我关注着他的情况,他的心情好转,学习效率提高。社工打电话过来,学生与其短暂会面。这位学生还积极参与了时事讨论。"

高级电子作品集和"星光大道"毕业典礼

加尔扎中学的所有高年级学生都会积累作品制作一个电子作品集,里面包括他们在高中完成的作品和取得的成绩,以及他们对未来的期待和高中毕业后的具体目标。作品集收录了高质量的课堂作业、社区服务活动、大学和职业研究、目标设定、推荐信、毕业感悟以及专业简历。学生们将他们的电子作品集展示给家人、朋友和老师,作为他们个人毕业典礼"星光大道"的一个环节。学生可以将高年级的电子作品集作为技术选修课,或是演讲的一部分,单独获得学分。示例6-2展示了两名学生的毕业感悟。

示例6-2　毕业感悟例文

毕业感悟(一)

　　在很长一段时间里,我所度过的每一天都是不真实的。我会自己想象一种快乐的生活。我幻想着高中毕业后进入大学。我为自己设想了一个光明的未来。但事实上,我有严重的抑郁症;我很少去学校,甚至很少起床,我完全看不到自己的未来。在几年前我绝不会相信我今天能够站在这里。

　　我叫玛丽·凯特。即便你不认识我,可能也曾在图书馆里看到过我埋头看书,或者在美术室里看到我正创作一个新的艺术作品。我有时非常外向,有时又非常内向。不在学校的时候,我要么在工作,要么在咖啡店里画画、写作或者阅读。我几乎每天都摄入太多的咖啡因。

　　你可能不知道的是,从我记事起,我就一直在与抑郁症做斗争。在高一中期,我的抑郁症发展到了历史最糟糕的地步。我的现实感被扭曲,我看不到活下去的理由。我知道我不能放弃,我不能去做伤害家人的事情,因为我知道那会留下永久而巨大的影响。我决定让我的生活有一个重大的改变。

　　我切断了和那些带给我不良影响的人的联系,进入加尔扎中学,重新开始。在我原来的学校,大多数人将我视为透明,几乎所有的老师都认为我未来会辍学。当我第一次踏入加尔扎中学的校园时,我大吃一惊。我从未在学校感受过如此的接纳感和舒适感。我有生以来第一次期待着去上学;然而,当我第一次来这里的时候,我确实很挣扎。我意识到在这里没有人会逼着我去学习,而如果我不去学习,我就只会退步。拖延了很久之后,我才开始督促自己。当然,这其中花费的时间比我预想的要长,但是没有关系。这让我有时间真正地了解我在学什么，并取得好成绩。如果没有加尔扎中学和优秀的老师们的督促，我不可能成为今天这样的我。如果我们可以在这里待一整天的话，我想要挨个感谢你们每一位。

毕业感悟（二）

我的名字叫作穆恩，你可能认识我。今天，我将成为加尔扎中学新一届的毕业生。2015年11月15日那天我来到了这里。那天是我15岁的生日，也是我高二的开学日。从那一天起，我努力让自己沉浸在这所学校和它所代表的一切当中。我几乎和每一位加尔扎中学的工作人员成了朋友，哪怕他们并不是，以后也不会是我的咨询师或老师。

在这里我交到了一些非常特别的朋友，我非常爱他们。我不知道我上过多少学校了。我在很多地方待过。这是我待得最久的城市和学校。我学会了如何快速适应，我如今善于观察。我想说我现在很善于沟通，是一个良好的倾听者，值得信赖，对自己有很足的信心。

我看重真诚、同情心、决心和善良。我试图把这些特质融入我做的每件事中。我的人生目标是舒适地活着。对我来说，舒适的生活就是艺术、音乐、写作、创造和运动。我想要为这个世界做出点贡献。我知道我需要奋斗，我也知道奋斗是值得的。

很多次我都以为我不能走到今天。比如，我想过去死。我很高兴我并没有。加尔扎中学是我活下来的理由，我是认真的。如果我没有来到加尔扎中学，如果我没有遇见这些优秀的教职人员，我今天就不会站在这里了。在这儿度过的这段时间里，我每天早上醒来，兴奋地去上学，兴奋地与那些为我的成功而兴奋的人们见面。加尔扎中学是我的避风港，我的家。

我计划通过全职工作来攒钱，先去做变性手术，然后和好朋友一起买房子。我想要进行一次横跨美国的自驾游,来一次穿越欧洲、玻利维亚、日本和其他许多地方的背包游。在未来的某个时候,我会一边工作一边参加ACC,享受人生的新阶段。

我要感谢我之前的咨询师阿玛丽女士。如果不是你,我想我甚至不会就读加尔扎中学。我在读特拉维斯高中的一年级时遇见了你,那可能是我经历的最棒的事了。谢谢你告诉我在进入加尔扎中学之前需要做什么,以及最快的入学方式。谢谢加尔扎中学教会我去爱自己,给了我成功所需要的一切支持。我成了我想要成为的样子。我依然在学着爱自己,没问题的。

在传统的六月毕业典礼之外,学校还会举办被称为"星光大道"的令人兴奋的个人毕业典礼。鉴于加尔扎中学的学生都是自行决定学习步调的,因此经常有学生在学期中间毕业。加尔扎中学会举办"星光大道"(Frankin & Street,2003; Kim,Kelly & Franklin,2017)仪式来给学生庆祝学业成功,而不是等到春季学期结束才举办。参与学生"星光大道"仪式的人员包括校长、学生的亲人和朋友,以及学生选择的一位给予他极大影响的工作人员。在学生展示完电子作品集后就进行"星光大道"仪式,由校长和另一位老师启动。校长和老师陈述该学生身上令其能够顺利毕业的特长和资质,以及学生毕业后的目标。然后,学生会被授予一颗被称为"加尔扎之星"的嵌着加尔扎中学校徽的玻璃徽章。拍照之后,伴着音乐和师生们的欢呼、鼓掌和飘浮的泡泡,学生领着大家一起穿过加尔扎中学的大厅。当学生经过时,老师们伸出双臂紧紧拥抱他们,非洲鼓的鼓点伴随着学生们列队从学校的一个区域走到另一个区域。

"星光大道"与焦点解决的变革技术相一致,这个仪式被用来庆祝学生拥有了实现自我目标的能力。它突出了学生的优势和能力,让学生们从学校、家庭和更广泛的社区中获得成功的赞许。它创造了仪式感,让学生欣赏自己的个性,得到自我激励。

教师的焦点解决模式应用指南

有很多案例展现了社工和咨询师是如何利用焦点解决的改变技术去帮助学生的,但是只有很少的例子(例如 Metcalf,2003)展示了老师是怎么在课堂上利用焦点解决模式来指导学生的。据我们所知,至今没有案例详细呈现非传统中学的老师是如何利用焦点解决模式来帮助问题青少年的,因此,这个章节提供了一些老师在课堂上运用焦点解决模式的案例。这些案例都来自加尔扎中学的老师们,他们用文字将过程记录了下来。

例外和成功的例子

星期一早晨,第一节课。学生们有的在笑,有的一脸瞌睡。一天的学习从数学课开始,他们一边补充着能量,一边聚在一起互相问候。他们知道现在该开始上课了,但总是竭尽所能想延迟一会儿。他们终于坐下并开始上课。

其中一名学生苏西正在看代数,我走到她身边和她说早安。

她闷闷不乐地回答:"我搞不懂这个东西。"

"搞不懂?"我说:"好吧,让我们来看看你搞不懂的到底是什么。告诉我你懂哪些。我们在成长中总是会懂一些东西。之前有一道很类似的题目,你曾经给我展示过如何解那道题。那很棒。想一想你当时怎么解那道题目的,那其中有什么部分是可以用在这道题上的。"

苏西停下来,回头去看提到的之前那道题。她看着解题步骤,然后睁大了眼睛。我知道她找到解法了。

"太棒了!"苏西说:"我想起来了,现在我要先配平方程使它等于0,然后得到这个未知变量。我明白了,天呐!我觉得我太笨了。"

"不要那样想。你是因为不太确定所以寻求帮助。你知道自己需要帮助并且付诸行动,这就是很棒的事。你自己想起来并且解决了题目,你需要的只是一些肯定和引导,剩下的都是你自己完成的。"

遇到这种情况,我会利用学生的情绪来鼓励她。我发现她很沮丧,但是我有意弱化了这部分情绪,而是让她回忆过去的成功。这是一个有关"过去成功经历"的提问。引导她回溯当时是怎么成功的,能让她在当下重新开始。一旦她意识到自己过去获得过哪些成功,她就不会再那么紧张和沮丧了。

另一位老师也提供了她使用例外问句的例子。下面是她记录下来的她与学生对话中的一段。

老师:"早上好,乔丹。我可以占用你一点时间吗?"

乔丹:"当然。"

老师:"我想知道你有没有发现自己经常迟到?这两个月你已经迟到14次了。我很担心,我发现你只上四十几分钟的课,我觉得这会影响你的进步。我不希望你认为这门课程会花费太多的时间而感到气馁。"

乔丹:(常见的回答)"公交车迟了。""我乘的那班车晚点了。""我起不来,爸妈很早就走了。""我没听到闹钟。""我没睡好。"

老师:"如果有一天你没迟到,你觉得是发生了什么让你能按时来上学?"

乔丹:"我早起并且赶上了公交车。如果妈妈给我做了早饭,不让我去睡回笼觉也能帮我按时上学。我想可能早点睡觉也会有帮助。"

老师:"哇哦,听起来对于怎么才能做些改变,你已经深思熟虑过了。那么,你脑海中一个不迟到的早晨是怎么样的?"

乔丹:"说真的,妈妈给我做早饭让我能够动起来并且感觉更好。还得赶上公交车。我知道我得早点起床,但是如果我睡不好,我就很难起得来。"

老师："有没有可能给自己定一个上床的固定时间？关掉手机、关掉电视,然后看看有没有效？你是不是可以准备一些纸/笔放在床上用来记录睡觉时间？或者你可以想些别的方法来帮助你改善出勤问题？"

乔丹："让妈妈给我买一个新的闹钟。让妈妈给我买一些早饭,我可以用微波炉热一下然后在公交车上吃,或者让妈妈走的时候把我的门开着,打开新闻节目,我会起来的——我不喜欢听新闻,它太烦了！我可以用便利贴来记录我的睡觉时间,也记录我做出的努力。我觉得你说的记录进步的想法很棒。也许我能明白哪些事情是不起效的。"

老师："哇哦,都是极棒的想法。你从什么时候开始做？我可以帮上什么忙？我可以一到两周就来检查一下你的成果,然后一起回顾哪些做法有成效吗？"

奇迹问句

我的初级微积分班上有一个学生想要放弃课程。她已经在初(级)微(积分)班级上了三个月的课,但因为课程对她来说太难,同时她也缺乏内在动机,因此没取得什么进步。唯一能阻止她放弃这门课的只有她妈妈。这名学生告诉我说："等春天我一到18岁,我就准备转去最低计划课程,放弃初微。这也是为什么我并不在乎现在努力不努力。我喜欢数学,但我不知道它是不是值得我花这么多功夫去学它。"

她没有进步,我也没能激发她的学习动力,这让我觉得挫败。我看到了问题,她却觉得没有问题。她认为自己已经找到了解决方法——再等等,然后放弃这门课！

在这场对话的最后,我问了想象问句(奇迹问句的变式):"如果你能够弹一弹手指让事情都如你所愿,那么在加尔扎中学接下来的几个月里,你会是什么样的?从加尔扎中学毕业之后你会去做什么?"她说她会变得有动力,会努力学习,也不会掉到最低计划课程中去。毕业之后她会去上四年制的学院,主修机械或者生物。她提到她曾经觉得数学很简单,但是代数2让她度过了一段艰难的时期,而现在初微对她来说也太难了。

有了这些了解之后,我就能够引导这位学生意识到完成初微学习的重要性,或者至少要让她在大学接触那些对数学要求很高的专业之前,尽最大努力去学习初微。我们调整了让她进步的方法,给予她更多信心。她想起我以前提过的想法——更频繁地提问,更多地展示她的学习成果让我能够了解她的数学思维,把记笔记等简单的作业带回家做——但这次我觉得这些方法会奏效,因为她已经内化了这些想法。在三周的时间里,这名学生取得了比之前两个月加起来还要大的进步。虽然她仍然说着到18岁的时候她要转去最低计划课程,但她充分地思考着自己在加尔扎中学能够学些什么,她现在每周来我这里参加一次课后辅导。

聚焦于学生的目标

"从去年12月开始,我一直努力让两个特定的学生按固定的时间表上交作业。具体来说,这是在进行焦点解决流程中的'设定目标'部分。最初,这两名学生都无法取得平均水平的进步,这令人着急。学生甲总是在玩笔记本电脑,不太做作业。学生乙看上去每天都在忙着学习,可却从来没有完成过什么事情。最有成效的部分如下:学生根据需求自行选择他接下去要做的作业。我让他们自己设定完成时间。我们约定期限,如果他们没能按时完成就会得0分,或者只能拿到一部分学分,还得接着学习。如果有必要,他们可以在家里重新提交作业,补足学分。他们的迅速改变让我感到惊讶——这种改变几乎是立刻就发生了。这让我们之间的交流更加积极。我不用再负面地去强迫他们——我们组成了一个集体,定下了一个'约定'并且共同去遵守它。学生乙总是能在截止期限前完成任务,我简直不能相信他曾经拖延时间。学生甲仅在必要时提交部分作业,但他的分数总体来说非常出色。我觉得所做的这些努力都很成功。自去年12月以来,这两个学生的进步至少是原来的四倍。"

评量问句

"在和学生交谈时我会格外留心,并且使用焦点解决技能。我个人是想要开始使用评量问句的。当学生取得成功时问他们什么发生了变化,这对我来说并不困难,但是我之前从来没有使用过评量问句。因为我觉得我没法很自然地提这类问题。在工作人员提升日,讨论过焦点解决对话后,我相信在帮助学生寻找解决方法时我需要(或已经)开始使用评量问句了。从那之后,我在许多对话里用到评量问句,最近的一次是在和凯萨琳的对话中。凯萨琳在上代数2B,她分数很高,但是进度很慢。我让她给自己完成代数2B的速度在1到10分之间打个分,她打了5分。我问她想要达到多少分,她说10分。于是我们进行头脑风暴,想到了能够使她进步的所有可能方法。这是一次富有成效的对话,从那之后凯萨琳在代数2B上的进步越来越明显。

这段经历让我受益匪浅。我知道我没法自然地提出评量问句,所以我不得不去仔细思考,事先准备。写下重点甚至要问的问题,这让我在与学生交谈的过程中不会'磕磕绊绊'。我仍然需要更多的练习,但是我会继续努力运用评量问句以及其他焦点解决方法的。"

立足于自身能力

一位美术老师写下了他的经历,来说明他对于在工作中如何使用焦点解决模式的理解,并且展示了他如何运用焦点解决模式去评估和帮助学生构建自身能力:

"加尔扎中学的焦点解决方法让每个老师都能帮助学生发现自己的优点,这或许也能帮助学生基于经验构建当前的解决方案。例如,当我和学生初次遇到时,我可能会问一些焦点解决提问。就像下面这个例子,这是我和一名需要额外选修学分才能毕业的学生之间的对话。"

学生:"学美术要花多长时间?我以前的老师讨厌我的美术作品,从来不让我去做我想做的事。"

我:"好吧,让我来问你一个问题。在所有的画室作业里,素描、油画、雕塑、陶瓷……你最想在哪个方面有所发展?"

学生:"我想要在素描上做得更好,因为我的素描糟透了。我画的看起来就像简笔画。"

我:"没问题,我很会画简笔画!"

(焦点解决对话会通过很多提问来描绘问题解决之后生活是什么样的。当这些问题得到解决,老师和学生都会明白他们应该朝着怎样的目标去努力。前进的方向越清晰,进行真正的艺术表达的可能性就越大。)

我:"好了,让我们来看看你已经知道了什么。你画画的时候喜欢画什么?是因为有兴趣,还是为了完成作业?"

学生:"我总是尝试着画脸。但就像我说的,画得并不好。"

我:"可以让我看一看吗?"

(于是学生给我展示了一些用比克圆珠笔在数学笔记本空白处画的表情各异的脸。)

我:"嘿,这比我的简笔画看起来好多了!你有没有试过碳素笔?你已经有了基础!换成碳素笔就会让你画的脸更丰满、更有深度。"

学生:"我以前的老师从来不让我用。她说我还没有准备好。"

我:"好吧,我无意冒犯你原来的老师,但是我非常不同意她的说法。如果我给你一张白纸和一支碳素笔,你会想要试一试吗?"

学生:"当然,但是会不会变得很脏乱?"

我:"可能会,但那取决于你。让我们来试一试,然后看看结果如何。"

(之后我简单演示了一下如何用碳素笔以及其他一些工具来丰富画作。十分钟后,这位学生重新画了一遍他笔记本上画过的脸部表情,这回更丰富、更有深度。)

我:"哇哦!你怎么做到的?看,并不脏!我想请你再多练习一下,你可能不需要多少时间就能在画人脸上达到一定高度。你觉得刚才感觉如何?"

学生:"很有趣,但是在我以前的学校里,我从来不被允许过多地画画。我以前的老师喜欢饰品制作,所以我们也得学习那个。"

我:"你怎么想呢?有关饰品制作?"

学生:"看着别人在做的时候觉得很酷。我尝试了,但那并不适合我。我没能一直保持出勤,所以有些指导我没能听到。我没能完成任何东西,老师经常训斥我和我的同伴。"

我:"嘿,我对此表示遗憾。所以你觉得你想要专注于素描吗?"

学生:"我想是的。但我没法像我的伙伴那样画画,他的画很严密。"

我:"你的画也一样。你觉得你的和他的看上去不同那是因为你们是不同的两个人。绘画说白了就是在平面上做标记。这些标记表现出了形状、外表和想法。"

学生:"就这样吗?那分数呢?"

我:"好吧,我要问你一个问题。如果你可以自行设计自己的课程,它们看起来会是什么样子的?"

(长时间的沉默。)

学生:"我喜欢碳素笔。我觉得我会想要提升用碳素笔画人的能力。"

我:"好的。你知道吗,画人物是我们素描课程的一个主要内容,而画人物要从画脸部表情开始。"

学生："酷！所以我这就可以开始了？"
我："是的。现在可以问我怎么打分了。"
学生："安德鲁老师，你是怎么打分的？"
我："如果我给你机会去给你完成的每个作品打分，你会怎么打分？"
学生："我能给自己 100 分吗？"
我："是的，作品本就能够达到 100 分时当然可以。那么你觉得刚才你画的那幅画可以得几分？"
学生："我不知道。也许我会给自己 78 分。"
我："是吗？这么低？让我们试试这样……让我们一起来看看评分标准说明。"
（我们深思熟虑了一会儿后，回答了一系列问题，最终给这幅作品打了 93 分。）
我："让我们来设定一些目标。首先，我们主要讨论画脸部，然后逐渐开始画更复杂的图形。听起来怎么样？"
学生："太酷了！"

"随着时间的推移，这类基于解决方案的对话帮助我找到了一种更好地评估学生作品的方法，其灵感来自 AP 大学理事会。我用的是一个 1~6 分的评分说明，1 代表最差，6 代表最好，这和 AP 阅读者（AP 考试的专业评估人）用来评估艺术作品集的评分说明很像。评分说明里包含了一些焦点解决问句，例如'如果你有能力再提高一些这个作品，你觉得你可以做什么来提升它，为什么？'像这样的问题强化了从 1 到 6 分得出来的量化分数和成绩。学生对每一个作品都做一次说明。经过审查，如果我同意他们的评估，我就直接记录他们打下的分数。从那之后，我得到了很多非常诚实的反馈。"

课程设置效果案例

成绩差、出勤率低、糟糕的人际关系,这都是凯拉放弃学业的原因。凯拉的学习障碍使她很难在缺少帮助的情况下跟上班级的学习进度。尽管凯拉是有能力完成功课和达成毕业目标的,但她从来没有将精力放在克服学业困难上。此外,凯拉是一位跨性别女性。还在之前的学校就读时,她就开始穿女性的衣服和化妆。她要求老师和同学叫她的新名字,但他们大多觉得困扰和害怕。凯拉因此经历了很多校园欺凌,导致她没法继续学习。

凯拉15岁时进入焦点解决中学,她从九年级读起。从她的档案可见,因为成绩和出勤率,她在之前的学校没有完成九年级的学业。在她和校长进行入学面试时,她惊喜地发现加尔扎中学的表格上印着她现在的名字,而不是她过去那个名字。校长让凯拉感到轻松,问凯拉对学校有什么担心之处。凯拉说她担心校园欺凌,还怕自己跟不上课程。

"我明白了。"(校长)韦布博士说,"这些都是很自然的担心,但是在加尔扎中学,你不会是学校里唯一的怪人,也不会是唯一的跨性别者。我们学校接纳曾因身为性少数群体之一而在其他学校受欺凌的孩子已有挺长一段历史;我保证你不会在这里遇到这方面的问题。老师和同学不会反对你做你自己。关于学业方面,你要参加一个评估测试,让我们看一看你现在的学业水平。你的课程进度可以由你自己调整,你会在加尔扎中学得到你所需的关注。"

从校长的回答里,凯拉感到自己是被接纳的。她参加了下午的评估测试。测试后,老师们向凯拉讲解,说她在基础知识上有一些漏洞,这就是她很难学好数学和科学的原因。接下来的一周凯拉就开始上课了。那时候是6月下旬,加尔扎中学的校园平和静谧。凯拉很快就在加尔扎中学找到了适合自己的节奏,她单独接受老师的辅导,补上了那些曾经忽视的漏洞。凯拉正在实现自己的目标,她从老师和工作人员那里得到了赞许。在加尔扎中学,凯拉的跨性别身份得到了尊重,所以她可以专注于学习。

凯拉现在十一年级了,正在为毕业而努力。她时常看到有人参加韦布博士的入学面试,也时常参加毕业生的"星光大道"为他们庆祝。每当她参加"星光大道"仪式,她也会跃跃欲试。很快她就会迎来自己在加尔扎中学的"星光大道"。

要点牢记

- 焦点解决模式中学的课程和设备设置以人为本,关注学生的学业目标。
- 教师在授课和焦点解决技术方面都很有能力,做了充分的准备。
- 教师小班授课,给每个学生提供个性化的教学。
- 课程进度是自定的,符合甚至超过美国国家标准。
- 学习目标是帮助学生掌握学习内容,而不仅仅是让学生获得学分。教师帮助学生们了解自己已经学到了哪些学习技能,这些技能可以帮助他们在各种课程中取得成功。
- 咨询师和社工是教学指导团队的组成部分。
- 焦点解决工作要求教师花很多时间去维护人际关系,建立咨询和支持服务体系。
- 课表全年循环,课程设置专注于学生的学术课程。
- 全年均可入学和毕业,每两周提供一次迎新。
- 当学生完成必需的高中学分时,他们能参与一场鼓舞人心的被称为"星光大道"的毕业典礼。这场典礼庆祝学生获得的学术成就,预祝学生实现毕业后的目标。
- 教师能够在课堂上运用焦点解决方法来帮助学生取得学业进步。

总结

本章节提供了一些案例,来说明在焦点解决模式中学如何进行课程和教学的设置。本章提到课程的设置是遵循焦点解决原则的,目标明确,具有个性化,并且可以由学生自主调节。之后讨论了学校的日常运作,例如学校的作息表、多学分混合课程,以及能够帮助学生们实现目标的设置。本章还重点介绍了学校为了庆祝学生的优势和学习成果,如何利用高级电子相册,并进一步展示了焦点解决模式的改变原则是如何被运用到被称为"星光大道"的个人毕业典礼中的。最后,本章展示了老师如何在教学中使用各种焦点解决技术,例如寻找过去的成功、例外问句、奇迹问句、评量问句以及立足于学生自身的能力等。

注意

本章所提供的案例都来自调研访谈,对象是非传统中学的学生以及与他们相处过的工作人员。为确保保密性,姓名和部分信息有所修改。其中部分访谈是在得克萨斯大学奥斯汀分校霍格心理健康基金会的慷慨帮助下完成的,在此致谢。

参考文献

Alfasi, M. (2004). Effects of learner-centered environment on academic competence and motivation of at-risk students. Learning Environments Research, 7(1), 1–22. doi: 1023/B: LERI.0000022281.4968.4e.

Aron, Y. (2010). An overview of alternative education programs: A compilation of elements from the literature. Washington, DC: Urban Institute.

Bathgate, K., Silva, E. (2010). Joining forces: The benefits of integrating schools and community providers. New Directions for Youth Development, 63–73. doi: 10.1002/yd.363.

Caroleo, M. (2014). An examination of the risks and benefits of alternative education. Relational Child & Youth Care Practice, 27(1), 35–46. doi: 9542835.

Franklin, C., Streeter, C. L. (2003). Creating solution-focused accountability schools for the 21st century: A training manual for Garza high school. Austin: The University of Texas at Austin, Hogg Foundation for Mental Health.

Hahn, R. A., Knopf, J. A., Wilson, S. J. et al (2015). Programs to increase high school completion: A community guide systematic health equity review. American Journal of Preventive Medicine, 48(5), 599–608. doi: 10.1016/j.amepre.2014.12.005.

Institute of Education Sciences. (2010). Alternative schools and programs for public school students at risk of educational failure: 2007–2008. National Center for Education Statistics. Retrieved from: http://nces.ed.gov/pubs2010/2010026.pdf.

Kim, J. S., Kelly, M., Franklin, C. (2017). Solution-focused brief therapy in schools: The 360-degree view of practice and research (2nd ed.). New York, N Y: Oxford University Press.

Metcalf, L. (2003). Teaching toward solutions. Williston, VT: Crown House Publishing.

Watson, S. (2011). Somebody's gotta fight for them: A disadvantaged and marginalized alternative school's learner-centered culture of learning. Urban Education, 46, 1496–1525. doi: 10.1177/0042085911413148.

第七章
可持续发展与成功

开篇故事

加尔扎中学是一所焦点解决中学,该校一名咨询师——阿布迪女士——最近颇感焦虑。一名学生特洛伊请假在一家机构接受住院治疗后,刚刚重新入学。他患有药物滥用(SUD)和神经性厌食症,这是一种严重甚至致命的进食障碍。他因症状复杂且有生命危险而必须住院治疗。住院治疗两个月后,他恢复了神志清醒,体重也有所增加,这表明他的进食障碍得到了控制。

阿布迪女士很高兴看到特洛伊的进步,并希望在特洛伊返回加尔扎中学后,支持他继续朝着积极改变的方向前进。她希望协助特洛伊预防复发并顺利毕业。为了制订更好更全面的计划,阿布迪女士需要知道他在治疗方面的进展,以及如何有效地帮助他持续保持神志清醒。她联系了特洛伊的父母,计划在特洛伊开始上课前进行一次三方会谈。

阿布迪女士在加尔扎中学做了五年咨询师,擅长与学生及其家庭建立关系。她的幽默风趣、平易近人、体贴周到,让学生们觉得自己倍受重视。与学生保持良好关系是阿布迪女士最重视的方面。她明白,为了保证能和学生一起持续获得成功,她需要与学生们建立稳固的关系。焦点解决中的一些基本原则,例如关注优势和以未来为导向,能够帮助她和学生建立起稳定、良好的关系。她知道,必须把过去抛在脑后,同时尽可能地展望未来。

阿布迪女士之前已经和特洛伊建立起一种特别深厚而稳固的关系,因此特洛伊的休学让她很难过。对她来说,眼看着学生们面临严峻的挑战,就像那些导致特洛伊住院的挑战,从来都不是件轻松的事。在与特洛伊及其父母的会面中,阿布迪女士得知特洛伊将继续接受半天门诊治疗,因此只能在下午上学。此外,特洛伊的父母请求学校相关人员密切关注特洛伊的上课情况和行为表现。因为在特洛伊住院之前,他上课的情况和行为表现能够反映出他药物滥用的蛛丝马迹。很明显,特洛伊仍是一名高风险学生,阿布迪女士看出特洛伊的父母非常忧心。会谈结束后,阿布迪女士依然对特洛伊将持续面临的挑战感到无助和悲伤。

阿布迪女士敲了校长的门。

"我可以和你谈谈吗?"她问,"我刚和特洛伊的父母见了面,他将半天去门诊治疗,半天来上学。他刚刚开始恢复。我看得出来,这对他和他的父母都很难。"

当阿布迪女士讲述学生的情况时,她显得很低落。这对她来说很不寻常,因为她平时总是乐观开朗、精力旺盛,她知道保持对成功的积极期望是多么重要。

校长注意到了这一变化。"我明白了。"她说,"谢谢你告诉我这些情况,也谢谢你这么用心,一直在持续关注学生的情况。我同意他需要得到大量支持。我们需要立即将他转介给学校里的学生服务团队和社区社工。我们也应该去见见他的老师。你可以处理一下转介事宜,给他的老师发邮件吗?发邮件时抄送给我,这样我也能出席会议。让我们现在就开始执行支持他的计划,我会支持你的努力。如果你有任何想法或具体的问题,请畅所欲言;我知道你已经和这个家庭合作了一段时间,你是这例个案的专家。"

阿布迪女士松了一口气。她当时确实需要得到支持和肯定,并相信她是一名有能力、有爱心的咨询师,能够继续帮助这名学生。幸好校长秉持的是开放政策,与她的职工保持良好关系,并能够意识到他们何时需要她的支持。

引言

在非传统中学坚持对"问题学生"采用焦点解决模式的做法,意味着教职工在帮助学生取得成功的过程中将面临许多挑战和压力,并且难免会面对失败和挫折。这只是处理"问题学生"工作的一部分,学校职工有时会经历失望挫折、怀疑自己帮助学生的能力,这很正常。教职工长时间处于压力、疲劳甚至倦怠的情况下,持续保持优势导向是非常有挑战的。阿布迪女士从校长那里得到的情感支持,对于在非传统中学里坚持工作并取得成功至关重要。如第一章所述,焦点解决短期治疗(SFBT)是一个家庭治疗专业团队的合作心血,他们共同创造了一种短程高效的方法,来帮助有负面童年经历和多重问题的儿童、青少年和家庭。本书通篇都在强调协作和团队精神的重要性。第五章介绍了如何创建一个跨学科团队,这对确保项目成功和防止"问题学生"辍学非常重要。跨学科团队成员横跨多种专业,可以公开分享知识和技能,并与学生一起朝着建构解决方案的共同目标而努力。校长和学校领导团队负责培养一个能够维持团队合作和焦点解决模式的学校组织,帮助非传统中学的每个人齐心协力,朝着共同愿景和共同价值观前进,以确保成功。

本章论述了如何长期经营焦点解决模式中学项目。研究表明,组织文化可以决定像焦点解决这样的循证干预项目是否能够被实施并持续下去(Glisson &. James, 2002; Jaskyte & Dressier, 2005)。本章介绍了保持良好运营的学校组织的关键特征,并说明了社区所有成员需要如何承担学校使命、价值观,如何发挥主人翁精神,以及如何保持自我专业成长的承诺。本章进一步总结了领导层变动时如何来平稳交接,如果这些变动没有得到专业的引导,那么可能会损害甚至破坏学校最初关于焦点解决的设想和做法。最后,本章介绍了持续评估和数据收集对于学校人员进行自我反思和持续成长的重要性。

可持续发展的组织文化

对于直接面对"问题学生"的教师和职工来说,关键在于他们是否能够得到学校文化的广泛支持。乍一看,关于学校氛围和组织文化的讨论可能不适用于一线工作人员;但是,积极高效的工作环境是教职工与学生良好合作的基础。学校的组织文化直接影响了学生的学业成绩和社会情感能力的发展。

例如,学校管理层拥有众多角色,包括支持学校和教职工的需求,如支持他们的专业成长。辛西娅(Cynthia Franklin, Katherine Montgomery, Victoria Baldwin, and Linda Webb 2012)发表的一篇文献综述表明,在训练员工开展循证实践时,组织中的一些特征特别有帮助。专家认为这些特征对于非传统中学坚持实践焦点解决的组织文化很重要,细述如下。

拥有激发教职工自主性和积极性的组织文化,从而鼓励教职工之间、教职工和学生之间的积极互动。这种组织文化运用人本主义的原则,促进人与人之间的相互支持,推动个体自我实现,即充分发挥个体的潜能。第二章将这些特征作为焦点解决思维模式的一部分进行了讨论。焦点解决思维模式引领了校园共同体的发展,而教师和其他职工在校园共同体中能够成为处理"问题学生"危机过程中的一级响应者。这种特性的文化在焦点解决模式学校加尔扎中学得到了证实。加尔扎中学承担着一项使命——负责接受所在学区最高风险学生的挑战。教职工在提出创新干预措施方面获得了相当大的自主权和支持力度。事实上,在焦点解决顾问和培训师加入加尔扎中学之前,学校领导层就已经在探索使用焦点解决的方法了(Kelly, Kim & Franklin, 2008)。

拥有既能相互独立又能共同协作的管理结构,促进日常实践中的决策共享,并能包容创新思想。焦点解决建立的是合作和赋能的关系,而第三章就此类关系对确保"问题学生"成功的重要性进行了讨论。集权式管理结构具有明确的指挥链和权限,决策由管理层制订并传递给一线教职工,而焦点解决模式的中学与集权式管理结构下的学校不同,其必须保持焦点解决的合作型决策过程,从而为"问题学生"的毕业和生活做好准备。在加尔扎中学的早期发展阶段,校长让许多人参与学校的持续发展和改进工作。教师、学生、家长、社区成员、研究人员,甚至学校的数据管理人员,都积极参与学校治理。随着学校的发展以及同辈积极地发扬文化,学生日益深入地参与学校治理。

加尔扎中学的现任校长将她的职工视为学生工作方面的专家。她理解并相信她聘请的教师都是符合加尔扎中学焦点解决模式的合格专业人员。因此,当职工向她提出建议或问题时,她会认真对待并给予反馈。如果管理者不认真对待职工的需求或意见,就会出现重大的组织问题。直接参与学生工作的教职工能够率先注意到哪些行之有效、哪些不起作用。此外,当管理者未能满足职工需求时,就会影响学生工作。这种视角就是系统观,系统观也是引导焦点解决发展的重要观点。

拥有灵活性和冒险性的支持系统。在面对危机以及像特洛伊这样的"问题学生"时,焦点解决模式中学必须具有很强的灵活性,包括灵活的时间安排,多种学习方式的选择方案,严谨而创新的课程,以及允许学生自我调整课程进度以满足其需求。第六章探讨了这种课程安排和教学方法。加尔扎中学鼓励教职工探索新的课程和教学理念,以满足学生的需求。此外,该校还支持教职工承担较大风险,例如与一名被诊断出多种疾病并且仍在接受治疗的学生一起工作,到学生家中或者看守所中看望学生,开展社区推广活动以帮助处于危机中的学生。这种在当地社区的工作使教职工成为学生的支持者,他们会经常想办法绕过那些僵化而且可能对"问题学生"毫无益处的学区政策。

如果没有情感和智识上的兴趣,教师们是不会选择帮助这些高风险的学生群体的。考虑到这一点,加尔扎中学的管理层允许教师在课程安排及其课堂技术方面发挥创造性。尽管所有教师学习过焦点解决短期治疗的技术,但管理层也了解,每个教师的风格不同,使用技术的方式也不一样。在加尔扎中学,教育学生或为其提供心理健康支持的方法并非千篇一律,一刀切的方法无法让教职工的个人优势得到充分发挥。因此,加尔扎中学的教职工拥有承担风险和灵活应变的空间,让他们及其学生都能茁壮成长。

拥有充足的资金来支持创新想法的实践。虽然金钱不能解决一切问题,但组织必须有充分资金来完成其使命。焦点解决模式中学不能以低成本运营。如果学校要取得成功,那么处理"问题学生"所需的特殊服务就必须得到足够的资金支持。加尔扎中学的创始校长向所在学区政府明确表示,如果学区不能提供资源来支持创建一流而创新的校园,她不会承担发展加尔扎中学所带来的挑战。如果一所高中接收比其他高中更差的生源,同时教育资源还得不到保障,那意味着这所高中学生的成绩会与其他高中的差距越拉越大。在加尔扎中学的案例中,所在学区同意资助一所基于最佳循证教育理念的一流学校。得克萨斯大学的研究人员也从助力学校发展其焦点解决取向做法的霍格心理健康基金会获得了一项培训与研究资助。

拥有持续给予督导和会诊的专业团队。组织环境也就是教职工的学习环境。教职工在追求组织的使命时所需的技能和知识,会随着时间推移而不断发展和变化。通过高质量督导和持续专业援助来支持职工的组织,通常能让职工的满意度更高,他们对组织的使命也会更加投入。学习焦点解决等新做法并磨炼这些技能,需要终身学习。与教师、顾问和社会工作者使用的许多技能一样,焦点解决技能必须不断提炼完善。在非传统中学坚持焦点解决取向方法需要持续实践和努力。因此,必须为职工提供良好的督导,必要时进行个别会诊,并持续提供焦点解决的技术援助。

一开始,加尔扎中学受益于一位常驻的焦点解决教练,其在焦点解决做法方面提供了初步培训。随着自身不断演变,该校发展了自己的焦点解决实践经验和模式,也培养出一位有经验的教师来为新教师做培训和支持,以帮助新教师逐渐理解并熟练使用焦点解决的做法。这种方法形成了一个支持循环,并有助于确保学校在各个方面都能坚持焦点解决的做法。

使命和价值观

一个组织要长期为"问题学生"提供教育,并继续学习和实践焦点解决,就要坚守初心。为了坚守这份初心,非传统中学必须是一个由价值观和使命驱动的组织。与社会服务机构类似,一所由使命驱动的非传统学校,以自身的使命为鉴对日常实践工作进行评估,学校内的每个人都认同能帮助学校往正确的方向前进的价值观。加尔扎中学的使命宣言反映了这份初心和重心:"冈萨洛·加尔扎独立高中为每个正在或即将面临学习、成长挑战的人,构建一个互敬互信的学习群体,助其梦想成真。"

除了遵守使命宣言外,如第二章所述,所有人,包括管理层、教师、职工和学生,都应实践并展现《加尔扎荣誉准则》明确规定的一套核心价值观:

- 时刻体现个人的尊严与诚信。
- 选择合作而不是对抗。
- (体现)对自己和他人的尊重。

虽然本书讨论的是面对学生时要以优势为基础和以目标为中心，它也要求管理层在面对职工时要以优势为基础和以目标为中心。第四章特别举例说明，围绕着目标、希望，以及对成功的渴望而开展的团队合作，如何创造出支持积极变革的组织文化并促成惠及众人的环境。加尔扎中学现任校长的目标是为教职工和学生创建一个积极、稳定、可预见的组织。

形成一个为学习者赋能的共同体

正如本书各章所讨论的，一所焦点解决模式中学建立在人际关系和共同发展之上，而持续的学习支持对于保障学校特色和成长很有必要。学生和教师都在成长和发展的路上。为了使学校成为一个正常运转和日益繁荣的共同体，每个人都必须感到自己在成长和发展，并且对学校焦点解决的发展承担相应责任和义务。正如加尔扎中学的一位顾问所阐明的：

"你首先要做出一个承诺，一个对学校的承诺。你不能把孩子送来学校一段时间，然后又把他们送回一个不适合他们的体系。学校对学生而言是一所独立的学校，而不仅仅是安置学生的一栋大楼。校园里的每一个孩子都应该得到关心，这是我们体系的一部分，也是最重要的一部分。如果你不愿意为学校的独有地位而战，不愿意为学校有自己的办学场地、有自己的体系而战，那么就不要来焦点解决模式学校。"

如何确保专业发展

第二章用大量篇幅讨论了赋予教职工实践焦点解决的机会，以及为教职工提供持续专业发展的重要性。虽然学校职工从一些心理健康培训中受益，这些培训可能会提升他们应对"问题学生"的能力，能帮助他们提升焦点解决的思维模式。但是,在像加尔扎中学这种焦点解决模式中学,人口统计数据、毕业率、平均成绩、出勤分、大学就读率以及学生、教师和家长的反馈,会引导未来学校给教职工提供专业发展培训的类型。学习型组织和专业发展的概念可以应用于任何学校。如果一所学校的大多数职工是白人,而学校里有非白人学生,则教职工可能需要多元文化方面的专业指导。一位白人女教师说:

"我明白,黑人男学生需要我提供帮助,但是我却不知道如何给予,因为,嗯,我是一名白人女性,我们来自不同的背景。我不知道如何去做我需要做的,我知道我没有尽最大的努力与他们一起进步,我想进一步了解教育系统中关于不同种族的相关信息,想进一步了解为什么这么多黑人学生会被遗忘。我真的很期待管理层在这个主题上为我们提供专业的培训和帮助。"

类似这种多元文化实践是所有学校教职工都需要开发和提高的技能。第三章讨论了建立关系的重要性,以及教职工如何学习建立关系这种技能。如果教师在课堂上对自己感到不太满意,管理层就可以借机介入,提供以优势为基础的支持型专业辅导。焦点解决模式中学的教师应该在工作中感到兴奋并不断成长,而不是对自己感到害怕或失望。此外,专业辅导应该是一个成长和培养创造力的机会,而不是一种责备和强制性的做法。

在加尔扎中学,领导团队利用多种途径获得的信息来指导教师的专业发展和学校成长。如果教师、咨询师和社区机构提到某一特定群体的学生毕业有困难,加尔扎中学的领导层就会寻求专业辅导来解决这个问题。例如,加尔扎中学通常有一些学生居无定所或无家可归。由于无家可归和流落街头的学生会转介给加尔扎中学,现任校长与一家青年机构和警察局合作,进一步了解无家可归的青少年。这种对社区需求的关注极大地促成与更多社区的合作关系,有助于链接更多资源来帮助这些学生。

教职工通过专业辅导了解到,要让无家可归的学生群体有所受益,需要放慢课程进度、建立稳定的学校秩序(包括每天向每位教师报到)以及关注当下目标和期望。由于这些学生经常面临眼前危机的挑战,将对话重点放在当下的进展和细节、可测量的目标上,对推动学生毕业极为有益。教师们没有把注意力放在过去或长远未来上,而是一天一天地关注学生的进步,并将毕业之路划分成更小、更容易实现的目标。专业辅导培训有助于让所有教师都站在同一立场。因此,这些学生在教职工与他们互动的方式上体验到了一致性。清晰的界限和这种稳定感对那些校外生活混乱易变的学生极有帮助。如果没有培训来满足这些特殊学生的需求,学校就很难作为一个共同体来为他们服务,并帮助他们实现学业目标。

加尔扎中学一名挣扎在居无定所状态的学生雪莉,注意到了教学方法的改进。雪莉说:

"老师们真的很关心学生,而且师生比足够低,你有机会按照自己的意愿接近老师。不过这个体系并不适合所有人,一切取决于你自己。你必须要有做事情的动力。例如,一天早上我哭着来学校,因为我妈妈被驱逐了,现在我们住在临时住所里。一位老师知道我的情况不太好,就利用课余时间和我谈话。另一位老师,我只上过她一门课,但她会问我其他课程的情况如何,我最近的进展。她真的很在乎我一步一步朝着毕业的目标迈进。我前进得很慢,但我能看到自己每天都在进步,我每周都能完成一件让我更接近毕业的任务。知道自己在前进,让人感觉很安心。"

如何解决问题并持续成长

长期运营一所焦点解决模式的中学,需要领导团队和教职工都认同学校的愿景,并认同自己的身份。教职工直接为学生提供教育、咨询和服务,而领导层的职责则是维护经营学校所需的金钱资源和社区声誉。加尔扎中学的所有教职工都在不同程度上使用焦点解决原则,帮助"问题学生"毕业并送他们接受高等教育,这有助于巩固学校的形象和声誉。但是,新建立的学校可能需要一段时间才能获得社会大众的认可。加尔扎中学通过学习来解决全校性问题。例如,由于加尔扎中学全年开课,并且学生有灵活的时间表,所以教职工需要花一些时间来整理学生的作息时间表。

焦点解决学校的另一个常见问题是虽然独立办学,但可能与另一所学校位于同一校园内。在这样的情况下,存在着影响两所学校发展的风险。这种风险指的是可能分散学生的注意力,并可能对无法顺利毕业的"问题学生"产生情感上的伤害。一所在学科上具有创新性和严谨性的焦点解决模式中学,旨在使"问题学生"毕业并送他们接受更高等的教育,它不能与其他非焦点解决模式的非传统教育项目放在一起。焦点解决取向学校必须有自己的校园,拥有接受焦点解决培训的教学管理层、教师、职工和学生团体,以便持续取得成功。

加尔扎中学最初与学区管教中心被安置在同一个屋檐下,从中就吸取到了这个教训,并不得不迅速调整。当加尔扎中学的学生和教职工要以管教导向而非解决方案导向的教育模式来吃午饭、共用工作人员、在大厅走来走去,同时又要保持用焦点解决的思维模式在学校进行活动,就显得格格不入了。这有损于学校作为一个焦点解决学校项目的运营和发展。后来,加尔扎中学的创始校长设定了更高的标准,为学校能拥有独立办学的初始条件而奋斗,最终加尔扎中学获得了自己的办学场地,并在致力于实践焦点解决思维模式的目标上取得了更大成功。校长有为学校争取办学场地,为学校争取高标准资源的能力,也促使教师和其他职工制订高标准,并发挥他们的最佳水平。

通过领导层新老更替实现组织成长和可持续发展

一旦社区建立了一所焦点解决模式中学,并在教育"问题学生"方面高水平运作,那么领导层必须认识到保持领导层和教职工新老更替的重要性。要经受住学区政策和人事变动的风吹草动,同时仍然坚持学校的使命、价值观和焦点解决的实践,这需要深思熟虑和精心规划。

换新校长可能是最难应对的变化,也是对保持焦点解决模式办学初心的最大挑战。2008年春天,创始校长维克多利亚·鲍德温在领导10年之后从加尔扎中学退休,领导权移交给琳达·韦布博士。鲍德温女士投入了大量时间和精力来创建焦点解决的组织文化,并以此为基础建立了非传统学校,因此她在招聘、雇用和培训新校长方面发挥了积极作用。鲍德温女士将维持非传统中学焦点解决文化的重要性铭记于心,并知道接任的新校长要有意愿继续营造一个持续保持焦点解决的有活力的学习型组织。这意味着校长必须是一个愿意接受持续学习(包括获得焦点解决短期治疗相关技能)的人。

鲍德温女士在描述选拔过程时说:

"加尔扎中学在外界眼里很简单,但实际上它非常复杂。与大多数学生必须融入组织的学校不同,加尔扎中学是一个不断进化的组织,它根据学生的需要进行微调。加尔扎中学的学生无法顺利适应标准的学校体系结构,因此加尔扎中学提供的结构需要有所不同。下一任校长需要关爱和尊重所有学生。他需要有很强的课程安排背景,并且愿意在艰难决策时问自己一句'有何不可?'。所有的决定都必须以每个学生的最大利益为中心。最重要的是,这个人必须非常坚信所有人都有自己的优势,而学校的工作就是帮助学生找到自己的优势。我经常把加尔扎中学的学生称为'尚可步行的伤员'。加尔扎中学的学生需要得到培养和赋能,以重新获得对自己和他们所做决定的尊重。焦点解决的模式就是所有这些属性的核心。"

(Franklin et al.,2012. p. 22)

鲍德温女士知道,在校长变动期间坚持焦点解决的做法需要新校长的支持,因此她将重点放在深入参与聘用琳达·韦布博士以及领导层过渡的过程中。尽管鲍德温女士已经退休,但现在她仍然与韦布博士和学校保持联系。她是受人尊敬的创始校长,学校图书馆以她的名字命名,她至今在学校社区中享有盛誉。韦布博士是焦点解决方面的专家,她和她的职工一起,领导着持续开展焦点解决的在职培训,而鲍德温女士与最初的研究人员和培训人员持续扮演着咨询和支持的角色。然而,如果没有对领导层的更替提前做好适当的规划和承诺,使学校继续保持焦点解决的组织文化,上述这种传承和坚持很可能不会发生。

研究与评估的重要性

一所成功的非传统中学必须和数据驱动相关联,必须以实证研究和数据为指导,例如SAT分数、成绩、出勤率和毕业率,因为这些数据可以表明一所学校的潜在成长空间。然而,注重关系和以学生为中心也很重要。

如前几章所述,教师和辅导员对学生的需求应具备专业知识。仅仅看平均成绩和SAT分数这样的数据并不能代表一个组织的运行现状。它是定量(分数、出勤率和毕业率)和定性(教职工和学生反馈)的结合,最终会引导专业发展和组织进化。

将实证数据和以学生为中心的方法结合起来很重要,原因有二:① 能够对学校的氛围和焦点解决的做法及时进行反思;② 随着时间的推移优化现有这些做法。迄今已针对焦点解决模式中学——加尔扎中学进行了五项研究。这些研究举例说明了实证研究如何帮助一所非传统中学变得更加以学生为中心,并随着时间推移持续保证成功。下面简要描述这些研究及其如何帮助学校积极成长、建立良好声誉并不断发展其焦点解决的做法。

第一项关于加尔扎中学的研究包括了 85 名高中生样本,并使用了在学校环境中收集的数据结果(Franklin, Streeter, Kim & Tripodi, 2007)。数据不是在实验室或无关环境中收集的,而是在学生上课的校园中进行采集的。此外,样本反映了关于社会阶层、性别、种族和年级特征的人口信息。这项研究从反映项目成功程度的三项指标——所得学分、出勤率和毕业率——对加尔扎中学和一所传统学校进行了比较,其结果令研究人员和学校职工得以深入了解焦点解决模式学校对上述三个指标的潜在影响。分析表明,加尔扎中学的学生比传统高中的学生获得了更多的学分。这项研究的结果很重要,因为:① 其证明了焦点解决模式学校可以和传统学校一样成功,或者更成功;② 其证明了"问题学生"群体可以达到传统高中学生的成就水平。加尔扎中学的"问题学生"并不是没有天赋,也并非没有取得成功的能力。

这项研究还考察了学生在加尔扎中学和在对照高中环境所取得进步的速度。研究结果表明,加尔扎中学的学生完成高中学业所需的时间比传统高中的学生要多。这一发现佐证了在加尔扎中学需要灵活的课程表以及因人而异的课程进度安排。加尔扎中学的学生获得的学分与传统学校环境的学生一样多甚至更多。然而加尔扎中学的样本学生起步较晚,需要更高的灵活性和更个性化的关注。重要的是,加尔扎中学的学生曾经上过传统高中,并且通常因为药物滥用、心理健康问题以及怀孕、家庭抚育责任等重大障碍,无法在传统高中顺利完成学业,从而转学到了加尔扎中学。因此,研究结果表明,加尔扎中学能够成功地让在传统环境中无法茁壮成长的"问题学生"顺利毕业。

第二项研究探讨了职工和学生对学校使命和价值观的看法(Streeter, Franklin, Kim & Tripodi, 2011)。该研究旨在帮助调查教职工和学生对学校价值观的看法,并将其与学校最初的理论和概念进行比较。该研究让14名学生和37名教职工用概念构图法进行了两次会议,针对学校"帮助学生实现教育目标的非传统学校的具体特征"。通过头脑风暴的方式提出了182条特征,然后将182特征描述分为三类——独特性、重要性和对焦点解决模式的坚持性,并以5分制对其进行评分。分类和评分过程确定了15个主题,这些主题反映了学生和教职工的描述,以及对非传统学校的理解:关系、专业环境、学校整体的尊重水平、以优势为基础、共同体意识、学生与学生的互动、赋能文化、前沿、组织基础、学校规模和学校生活结构、入学和退学、引导学生成功的资源、为生活所做的准备、学生的成功以及持续改进(Streeter et al., 2011)。这项研究的结果有助于加尔扎中学的职工评估他们目前的做法与焦点解决的方法是否一致,也有助于管理层了解职工对项目的重视程度。在制订学校项目计划时,这些调研结果被视为重要的参考信息,以提高学生和职工对加尔扎中学的评价,目标是放大已经有效的部分,而不是进行大刀阔斧的改革。

用于指导加尔扎中学发展的第三项研究基于学生的叙述(Lagana-Riordan et al., 2011)。33名加尔扎中学学生回答了一系列关于他们在校经历的开放式问题。学生主要为白人(54.6%)或西班牙裔(39.9%),半数以上为女性(57.6%)。这些问题主要关注以下主题:学生对加尔扎中学的满意度(主要与以前的学校对比),家庭背景,与同伴和家人的关系。从学生访谈中可以看出四个主要主题:① 成熟度和责任感有所提高;② 非传统学校组织结构的优势;③ 对社会问题的了解及其如何应用于生活;④ 积极的师生关系和积极的同伴关系。学生们解释说,在焦点解决模式中学所营造的氛围中,教师和同伴能够提供理解、支持和更大程度的个性化关注。此外,学生们还描述了加尔扎中学的灵活性以及给学生赋予责任的期望对他们的成功至关重要。

学生针对其在传统学校所面临挑战的描述中,主要涉及以下几个方面：与教师的关系问题，缺乏安全感，过于僵化的规定，学校组织结构不合理和同伴关系问题。学生们表达了曾经被同伴和老师评判的感觉。此外，他们认为传统学校无法提供促进有效学习所必需的个性化关注或安全感。学生的叙述让加尔扎中学的管理层和职工得以了解什么对学生来说具有重要意义以及什么使他们享受学习、喜欢上学。为了坚持以学生为中心的做法，加尔扎中学的管理层不能仅仅关注出勤率和毕业率，因为这些数字只能呈现学生是否来上学，并不能呈现影响学生正常上学的原因。

第四项研究提出了这样一个问题：教师如何用焦点解决的方法在课堂上与有自残自伤风险的学生互动（Szlyk，2017）。本研究对10位教师进行了个别访谈，其中4位教师参加了关于学生心理健康和自残行为的小组讨论。这些教师认为逃课、药物滥用、自杀意念和自残等行为是这些"问题学生"极为普遍的问题。他们每天都会遇到这些问题，但是他们面对这些学生的情绪问题以及对学生健康有威胁的外在行为都比较淡定和自信。在访谈中，教师们还描述了他们与学生建立的稳固关系，这种关系是解决课堂上学生学业和情绪问题的重要基础。

这项研究的结果明确体现了教师怎样才能同时关注学生的学业和情感需求。这项研究探讨了教师对于"问题学生"的重要性，以及他们如何帮助学生逐步成长和独立。这项研究也反映了对教师类型和教学理念的深刻理解，这些都能很好地帮助"问题学生"。此外，研究还向管理层提供了有关专业边界以及教师与学生一起使用焦点解决技巧的信息。如果教师经常在课堂上面对如此巨大的挑战，管理层必须了解教师是否对自己教学和帮助学生的能力有信心，或者教师是否感到倦怠。这项研究衡量的是管理层对教师的关心程度以及教师对学生的关心程度。

用于指导加尔扎中学项目制订的第五项研究是一项通过评估四年来加尔扎中学的毕业率和学生大学就读情况的研究（Franklin，

Streeter, Belcuig, Webb & Szlyk, 2017)。这项研究调查了1 398名学生,并提出一个问题:学生的特点(风险因素、种族、民族和性别)是否影响学生的毕业率和大学就读情况? 从本质上讲,加尔扎中学管理层希望探讨加尔扎中学的所有学生是否都能够成功,以及加尔扎中学是否确实行使了教育平等和公平原则。虽然加尔扎中学通常能有效推动学生毕业和被大学录取,但这项研究发现,加尔扎中学在推动拉美和黑人男生毕业以及进入大学方面效果并不太好。虽然这个问题在高中很普遍,但这些数据能够帮助加尔扎中学的教职工将这些学生在社区中遇到的压力和歧视纳入考虑范围,从而研究出与这些学生合作的新方法。例如,没有身份证件或其父母可能没有公民身份的拉美男性往往面临住房方面的困境,并且总是担心他们或他们的父母会被驱逐出境。这些学生希望得到关于他们合法权利以及在校保护方面的建议。黑人男性则经历了其他的压力,如与警察产生不必要的接触、害怕被驱逐,因为过去他们经常受到当局的监视,并被其他学校开除。这有时会导致这些学生对老师缺乏信任或缺乏活力,如果不做些什么,他们是不愿意融入学校文化的。这项研究得出一条重要经验:必须倾听和认同少数种族学生遭受歧视和压迫的经历,并向学生承认这是他们必须面对的社会现实,但在加尔扎中学,他们不需要独自面对。

同样重要的是,白人教师要承认自己的白人特权,并使用焦点解决的方式向学生传达,他们愿意把学生当作自己生活的专家,并且愿意从学生们身上学习帮助和教育他们的方法。加尔扎中学的教师和其他职工强调社会公正,鼓励学生参与社区活动和社会活动,以帮助对抗社会上的仇恨和歧视。

学校数据收集

要在社区内持续运营一所非传统中学,学校必须做出一些成果,学校职工的努力必须得到承认和奖励。汇总整理学区和社区的数据就显得尤为重要。体现成果的数据越多，对学生和职工都有好处，因为体现正面成果的数据将进一步增加他们对学校的认同感和自豪感。加尔扎中学的学生和职工经常因自己努力而得的成果在地区、州或国家级别（美国）得到认可，学校也总是宣传这些成果。2016年2月，加尔扎中学的国际象棋队在一次地区比赛中勇夺冠军，加尔扎中学队的几名学生也带回了个人奖项。加尔扎中学在2013—2014年校园社区和学生参与度评分的每个类别中都获得了模范评分。此外，2014—2015年，学校校长琳达·韦布博士从奥斯汀独立学区获得了"年度校长"荣誉。最近还有另外两名职工也获得了表彰。2015年，一名学校咨询师被"改变命运的大学（CTCL）"认定为"改变命运的咨询师"，一名社会研究教师因加尔扎中学融合课程得到地区网站专题报道。这些成果和数据，有助于提升学校教职工和学生对学校的认可度，也有助于焦点解决学校的持续运营。

焦点解决校园社区持续发展的策略

一个焦点解决模式中学项目通过其创建的焦点解决校园社区来持续支持学校的发展。这个社区涉及学生、教师、职工、学区领导、家长和社区支持者。正如本书所讨论的，专业发展和计划中的社区活动被用来不断进化学校社区并庆祝解决方案的建立。例如，第二章描述的"混合日"活动是一个由提倡相互包容的组织发起的全国性运动，鼓励学生"辨别、质疑和跨越社会边界"，以帮助学生"融合"固有的小圈子。韦布博士将这一天描述为过去或现在为加尔扎中学发展进程做出贡献的所有人的联谊会。所有人在那天聚在一起，尊重作为人类的彼此，一片一片拼出了这个成功和充满希望的环境。加尔扎中学开始参加这一天的全国性活动，加尔扎中学的学生、教职工和支持者宣布他们的校园为"没有仇恨的空间"。

在这一天,所有为加尔扎中学焦点解决模式的成功贡献过力量的人都聚在一起。大家在热狗午餐会上一起吃饭和交流,聚集了无数来自不同种族但又志同道合的人。例如,韦布博士可以一边吃着热狗,一边与深受喜爱的管理员莱纳德以及一家安置加尔扎中学学生的流浪者收容所的社工交流。备受尊敬的微积分老师和加尔扎中学的创始校长维克多利亚女士可以和一些学生一起玩四方块等游戏。学生们和富兰克林博士进行对话,这位来自奥斯汀得克萨斯大学的研究人员将焦点解决干预措施引入非传统中学。与学校同名的全区前任督导冈萨洛·加尔扎博士,以及学校董事会成员,都在这天的联谊活动中一起吃面包。从学校成立初期就在加尔扎中学工作的老师们坐在那里,回忆他们如何从理念上为创建一所帮助这些"问题学生"的学校而奋斗,学校的房子是如何改造成现在这样,让新学生在穿过校门时目光从失落和绝望转向充满希望和信心,以及他们如何知道自己作为专业人士,能在每天的工作中受到尊重和关心。与焦点解决思维模式一样,任何在公开场合进行的演讲、诗歌、音乐才能展示或鼓励他人的学生,都可以获得关注和尊重。

要点牢记

- 运营一所焦点解决模式高中,需要校长和领导团队在一些一般会带来压力、疲劳甚至倦怠的情况下,能够立即关注当下情境,并寻找以优势为基础的解决方案。
- 组织文化激发职工的自主性,以及职工与职工之间、职工与学生之间积极主动的互动。
- 焦点解决模式高中需要鼓励共享决策和包容创新的去中心化管理结构。
- 焦点解决模式高中必须具有灵活性,并支持教职工承担风险。
- 运营一所焦点解决模式高中,需要学校有自己的办学场地并在社区内获得认可，以便学校能够坚持使命和价值观。
- 专业发展对于维持教职工对学校的承诺以及坚持焦点解决的方法至关重要。
- 长期运营焦点解决模式高中，需要领导层和教职工都清晰了解焦点解决学校的愿景和身份。
- 领导层变动时，需要找出能够理解并接受焦点解决模式高中的使命及焦点解决理念的候选人。
- 焦点解决模式高中是由数据驱动的，并通过数据持续评估和监督学校的办学成效。

总结

　　本章阐述了如何长期有效运营一所焦点解决模式中学，解释了使可持续运营成为可能的学校组织的构成要素。本章还说明了接受使命和价值观以及对专业发展和体系内众人成长之承诺的重要性。本章进一步总结了如何在领导层变动时不会破坏学校的焦点解决初心。最后，本章解释了持续评估和数据收集作为非传统中学自我反思和持续成功因素的重要性。本章通过列举五项研究，说明了焦点解决高中——加尔扎中学——是如何利用研究来使学校的实践迭代的。

注意

　　本章所提供的案例都来自调研访谈，对象是非传统中学的学生以及与他们相处过的工作人员。为确保保密性，姓名和部分信息有所修改。其中部分访谈是在得克萨斯大学奥斯汀分校霍格心理健康基金会的慷慨帮助下完成的，在此致谢。

参考文献

Franklin, C., Montgomery, K., Baldwin, V. et al. (2012). Research and development of a solution-focused high school. In C. Franklin, T. Trepper, W. Gingerich, & E. McCollum (Eds.) Solution-focused brief therapy: A handbook of evidence-based practice (pp. 371 - 389). New York, NY: Oxford University Press.

Franklin, C., Streeter, C. L., Belcuig, C. et al. (2017). An evaluation of on-time graduation rates and college enrollment in a solution-focused alternative school for at-risk students. Manuscript submitted for publication.

Franklin, C, Streeter, C. L., Kim, J. S. et al. (2007). The effectiveness of a solution-focused, public alternative school for dropout prevention and retrieval. Children and Schools, 29, 133 - 144. doi: 10.1093/cs/29.3.133.

Glisson, C., James, L. R. (2002). The cross-level effects of culture and climate in human services teams. Journal of Organizational Behavior, 23, 767 - 794. doi: 10.1002/job.162.

Jaskyte, K., Dressler, W. W. (2005). Organizational culture and innovation in nonprofit human service organizations. Administration in Social Work, 29, 23 - 41. doi: 10.1300/J147v29n02_03.

Kelly, M. S., Kim. J. S., Franklin, C. (2008). Solution-focused brief therapy in schools: A 360 - degree view of research and practice. New York, N Y: Oxford University Press.

Lagana-Riordan, C., Aguilar, J. P., Franklin, C. et al (2011). At-risk students' perceptions of traditional schools and a solution-focused public alternative school. Preventing School Failure, 55(3), 105 - 114. doi: 10.1080/10459880903472843.

Streeter, C. L., Franklin, C., Kim, J. S. et al (2011). Concept mapping: An approach for evaluating a public alternative school program. Children &

Schools, 33(4), 197-214. doi: 10.1093/cs/33.4.197.

Szlyk, H. (2017). Fostering independence through an academic culture of social responsibility: A grounded theory for engaging at-risk students. Learning Environments Research, (4), 1-15. doi: 10.1007/s10984-017-9245-x.

图书在版编目(CIP)数据

厌学学生焦点解决短期治疗:预防辍学及助力学生成功之道/(美)辛西娅·富兰克林等著;骆宏,谢琳,吴流铭译. —上海:上海世界图书出版公司,2021.1(2024.6重印)
ISBN 978-7-5192-8013-0

Ⅰ.①厌… Ⅱ.①辛… ②骆… ③谢… ④吴… Ⅲ.①精神疗法 Ⅳ.①R749.055

中国版本图书馆 CIP 数据核字(2020)第 219796 号

书　　名	厌学学生焦点解决短期治疗——预防辍学及助力学生成功之道 Yanxue Xuesheng Jiaodian Jiejue Duanqi Zhiliao — Yufang Chuoxue Ji Zhuli Xuesheng Chenggong zhi Dao
著　　者	[美] 辛西娅·富兰克林　　[美] 卡尔文·L.斯特里特 [美] 琳达·韦布　　　　[美] 萨曼莎·古兹
译　　者	骆　宏　谢　琳　吴流铭
责任编辑	马　坤　芮晴舟
装帧设计	南京展望文化发展有限公司
出版发行	上海世界图书出版公司
地　　址	上海市广中路 88 号 9-10 楼
邮　　编	200083
网　　址	http://www.wpcsh.com
经　　销	新华书店
印　　刷	杭州锦鸿数码印刷有限公司
开　　本	890mm×1240mm　1/32
印　　张	6.125
字　　数	160 千字
印　　数	7001-9000
版　　次	2021 年 1 月第 1 版　2024 年 6 月第 4 次印刷
版权登记	图字 09-2019-646 号
书　　号	ISBN 978-7-5192-8013-0/R·576
定　　价	80.00 元

版权所有　翻印必究
如发现印装质量问题,请与印刷厂联系
(质检科电话:0571-88855633)